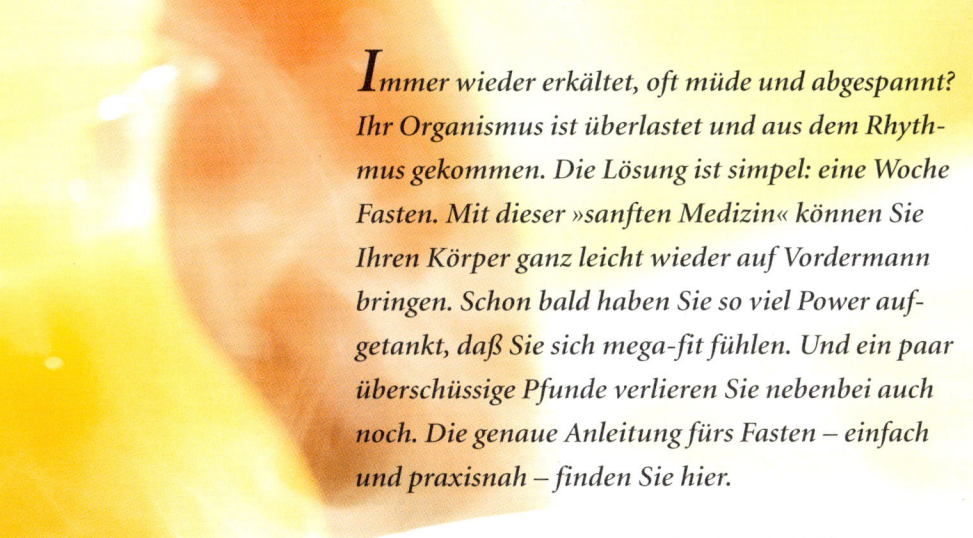

Immer wieder erkältet, oft müde und abgespannt? Ihr Organismus ist überlastet und aus dem Rhythmus gekommen. Die Lösung ist simpel: eine Woche Fasten. Mit dieser »sanften Medizin« können Sie Ihren Körper ganz leicht wieder auf Vordermann bringen. Schon bald haben Sie so viel Power aufgetankt, daß Sie sich mega-fit fühlen. Und ein paar überschüssige Pfunde verlieren Sie nebenbei auch noch. Die genaue Anleitung fürs Fasten – einfach und praxisnah – finden Sie hier.

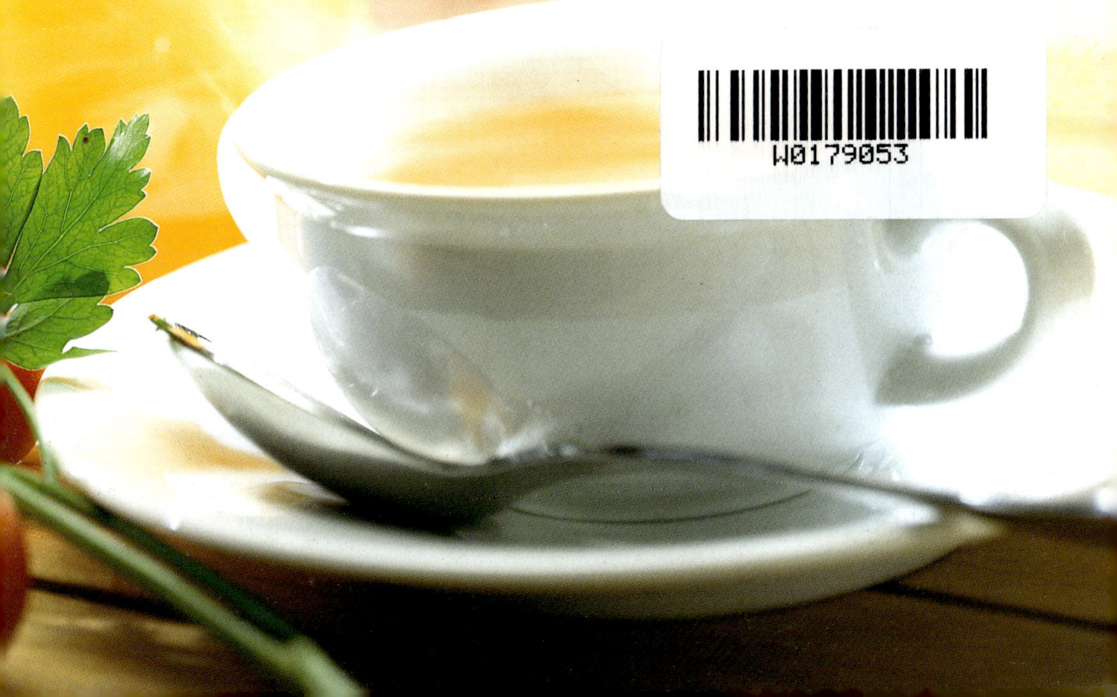

W0179053

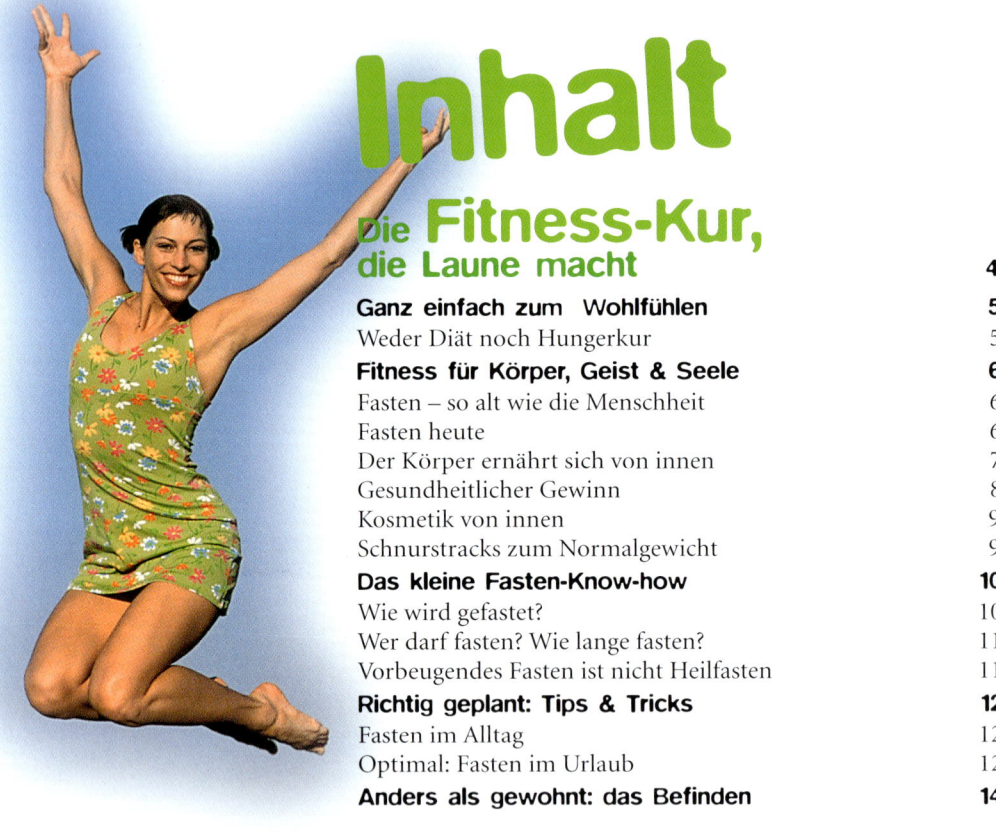

Inhalt

Die Fitness-Kur, die Laune macht

Die Fastenwoche

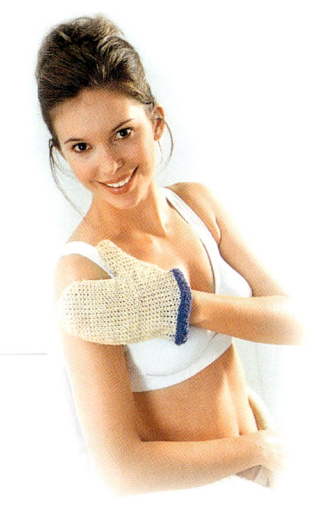

Richtig essen & leben   38

Die Fitness- kur
die Laune macht

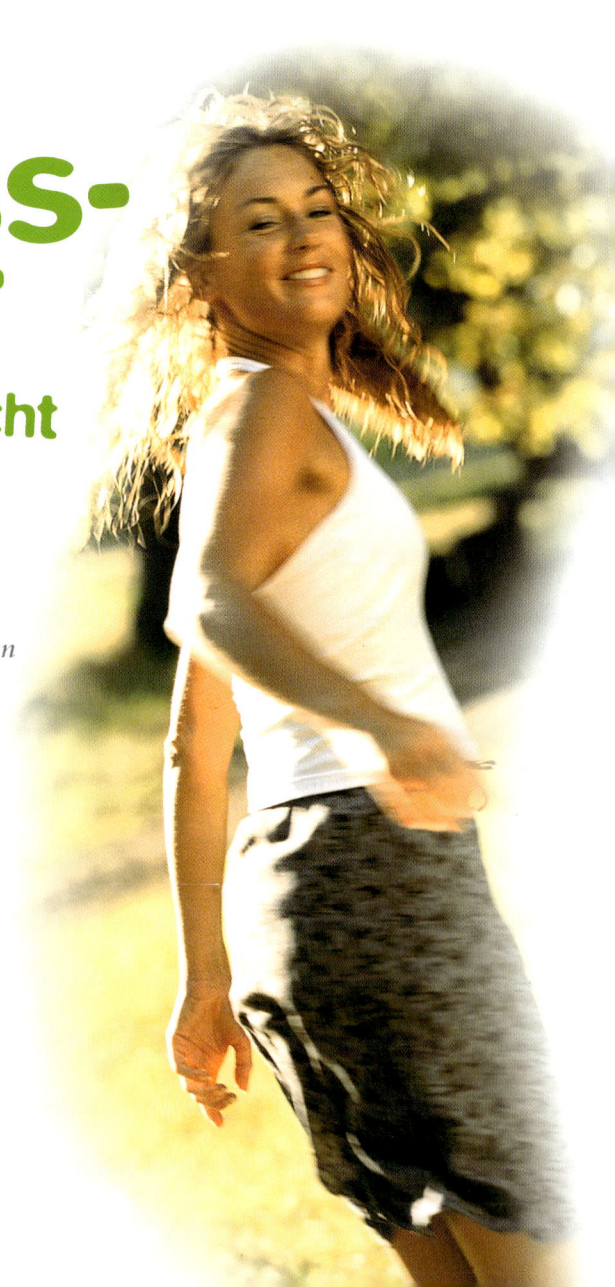

*S*ie haben vom Fasten gehört und sind neugierig geworden? Jetzt wollen Sie mehr darüber erfahren, es am liebsten gleich mal selbst ausprobieren? Auf den nächsten Seiten finden Sie nicht nur die richtigen Infos, die Sie dazu brauchen, sondern auch eine präzise Fastenanleitung. Jede Menge praktische Tips und Hilfestellungen gibt's außerdem.

Ganz einfach zum Wohlfühlen

Wenn Sie Fasten noch nicht kennen, denken Sie vielleicht erstmal »Schon wieder so eine Diät« oder »Oh je, gar nichts essen«. Fasten, wie Sie es hier kennenlernen, ist aber weder mit einer der üblichen Diäten zu vergleichen, noch heißt Fasten Hungern. Fasten ist anders.

Weder Diät noch Hungerkur

Lästiges Kalorienzählen, Mini-Portionen, Magenknurren und strenge Gewichtskontrollen gibt es beim Fasten nicht. Statt dessen essen Sie einfach überhaupt nichts, trinken dafür aber um so mehr. Deswegen kreisen Ihre Gedanken auch nicht ständig ums Kochen & Essen.

Nicht mal neu

Genau genommen ist Fasten noch nicht mal etwas Neues für Sie. Nacht für Nacht fasten Sie stundenlang. Und was passiert, wenn Sie krank sind? Sie verlieren oft für einige Zeit Ihren Appetit. Statt nach Nahrung verlangt Ihr Körper nach Flüssigkeit. Denn er braucht seine Kräfte, die sonst viel Verdauungsarbeit leisten, ganz für die Selbstheilung. Mit der vielen Flüssigkeit schwemmt er Giftstoffe aus. Nichts anderes passiert beim Fasten: Der Körper schaltet auf Sparflamme und widmet alle Kraft der Regeneration. Fasten ist also normal – und sehr heilsam.

Die persönliche Rundumkur

Durch Fasten nehmen Sie nicht nur ein paar Pfunde ab. Ihr Körper sammelt neue Kraft, Geist und Seele kommen auch auf ihre Kosten. Durch viel Zeit und Ruhe – das ist ganz wichtig beim Fasten – haben Sie die Möglichkeit, zu sich zu kommen. Ausgeglichenheit, innere Kräfte, erhöhte Leistungsfähigkeit und eine gesündere Lebenseinstellung sind die Belohnung. Außerdem stärkt Fasten Ihre Widerstandskräfte und bringt Sie gesundheitlich wieder auf Vordermann. Wohlbefinden und Vitalität sind Ihnen sicher. Regelmäßiges Fasten sorgt sogar für ein langes Leben, heißt es.

info:

FASTEN-VARIATIONEN

Null-Diät, Fasten mit Tee, Saft, Wasser, Molke oder Schleim, F. X. Mayr-, Schroth- oder Kneipp-Kur – Fastenarten gibt es viele, jede setzt einen anderen Schwerpunkt, oft ist ärztliche Begleitung wichtig.
Zum Fasten auf eigene Faust hat sich die Methode nach Lützner bestens bewährt. Danach richtet sich auch unsere Fastenwoche: ein Entlastungstag, gründliche Darmreinigung, fünf Tage Tee, Säfte und Brühen trinken, dann »Fastenbrechen« und zwei Aufbautage. Eine Woche lang zu fasten, ist so ganz einfach.

Fitness
für Körper, Geist & Seele

Fasten macht fit, gesund, schlank, schön, geistig klar, entspannt …
Deshalb hat Fasten eine uralte Tradition.

Fasten – so alt wie die Menschheit

In allen Kulturen und Religionen der Welt wurde von jeher auf Nahrung verzichtet, um Körper, Geist und Seele zu reinigen und damit den Weg zur Erleuchtung zu bereiten. Aber auch um die heilenden Kräfte wußte man und machte sie sich zunutze.

Ganz spartanisch …

In den Philosophenschulen der Griechen und Römer (um 600 v. Chr.) half Fasten den Schülern, ihren Verstand zu schärfen. Spartaner verzichteten aufs Essen und kamen so zu größerer Kraft und Widerstandsfähigkeit. Die alten Ägypter fasteten

Nur trinken, nichts essen – das ist Fasten. Daß es einem damit so richtig gut gehen kann, müssen die meisten Menschen erst am eigenen Leib erfahren, um es glauben zu können.

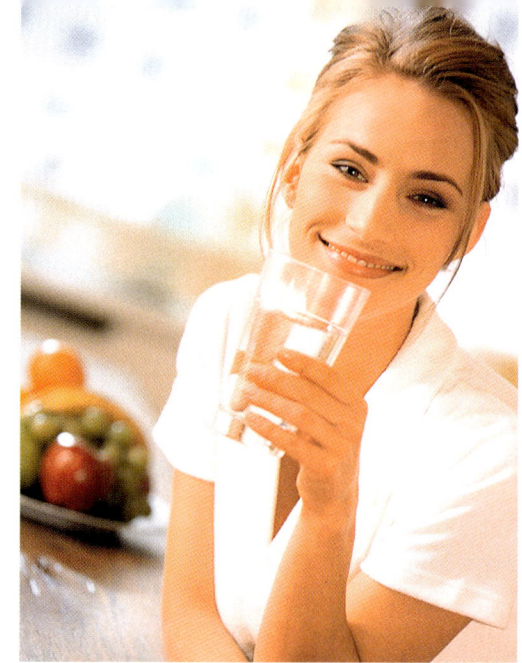

einmal im Monat, um Krankheiten vorzubeugen. Ärzte wie Hippokrates und Paracelsus verordneten Fasten bei unterschiedlichsten Leiden. Anfang des 19. Jahrhunderts geriet Fasten als Heilmethode in Vergessenheit, neuen Medikamenten und modernen Apparaten wurde der Vorzug gegeben.
Heute ist das freiwillige Nichtsessen wieder populär, es ist sogar richtig »in« zu fasten. Was dabei im Körper vor sich geht, ist inzwischen absolut kein Geheimnis mehr.

Fasten heute

Durch falsche Ernährung, ungesunde Lebensgewohnheiten, Rauchen, Alkohol, psychischen Streß oder Bewegungsmangel geraten unsere Körperfunktionen aus dem Gleichgewicht, schädliche Stoffwechselprodukte entstehen im Übermaß. Mit der Nahrung und der Atemluft aufgenommene Umweltgifte und der häufige Mißbrauch von Arzneimitteln tun ein übriges. Niere, Leber, Darm und Blut sind als »Müllabfuhr« des Körpers hoffnungslos überlastet. Sie schaffen es nicht mehr, diese Stoffe auszuscheiden, die sich nun als Giftstoffe und Schlacken im Binde- und Fettgewebe ablagern. Erschöpfung, Migräne, Übergewicht, Kreislaufstörungen und andere Zipperlein – und letztlich zahlreiche Krankheiten – können die Folge sein.

Der Körper ernährt sich von innen

Normalerweise beziehen wir Kraft und Wärme aus unserer Nahrung, die mit relativ hohem Energieaufwand verdaut werden muß. Bekommt der Körper nichts mehr zu essen, schaltet er automatisch auf ein »Fastenprogramm« um: Er ernährt sich ab sofort von seinen körpereigenen Nährstoffdepots. Nach und nach verkleinert er Kohlenhydrat-, Fett- und Eiweißreserven. Spurenelemente, Mineralstoffe und Vitamine greift er kaum an.
Der Körper baut nun nicht irgendwelche Stoffe ab, son-

dern diejenigen, die ihn belasten und krank machen: Dazu gehört überschüssiges Eiweiß, das sich in Blutgefäßen festgesetzt hat. Ebenso verwertet er Fette und Eiweiße, die im Bindegewebe abgelagert und an die Giftstoffe gebunden sind. Durch den Abbau von Fett und Eiweiß während des Fastens werden die Verbindungen gelöst, und die Giftstoffe werden ausgeschieden.

Da beim Fasten die Verdauungsarbeit entfällt, steht die dafür notwendige Energie – das sind immerhin 30 Prozent des gesamten Energie-

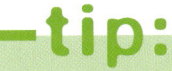

NOCH MEHR FITNESS

Übrigens: Leichtes körperliches Training wie Gymnastik, Schwimmen oder Wandern während des Fastens reduziert den Verbrauch von Körpereiweiß. Außerdem stabilisiert es Ihren Kreislauf und hält Sie fit.

aufwands – zur freien Verfügung. Der Körper nutzt diese Energie für intensive Heilarbeit und mehr Leistungskraft.

Holidays für die Seele

Nicht nur die Verdauungsorgane arbeiten während des Fastens reduziert, auch Geist und Seele entspannen. Manch einer ist zwar anfangs etwas rastlos und gereizt, bald jedoch kehrt eine unglaubliche innere Ruhe ein.

Nicht angesagt: Hunger

Kaum zu glauben, aber wahr: So richtigen Hunger und starke Gelüste gibt es beim Fasten nicht. Der Körper stellt sich in kürzester Zeit darauf ein, von seinen Nährstoffdepots zu leben. Höchstens am ersten Tag knurrt der Magen ein wenig, denn er muß sich erst an die neue Situation gewöhnen.
Außerdem: Die Geschmacksnerven werden sensibler, man lernt das Einfache wieder mehr zu schätzen, und es wächst die Vorfreude auf feines, leichtes Essen (Seite 38).

Generalüberholung für den Körper

Mit regelmäßigem Fasten können Sie vorbeugend etwas für Ihre Gesundheit tun, latente Krankheiten in den Griff bekommen und nebenbei auch noch an Gewicht verlieren. Vorausgesetzt allerdings, daß Sie nach dem Fasten Ihre Ernährung und Lebensgewohnheiten entsprechend verändern – reichlich Bewegung, viel frische Luft und ausreichendes Trinken gehören mit dazu. Fasten macht Ihnen das Umsteigen leichter.

Gesundheitlicher Gewinn

● Da während des Fastens kaum etwas verdaut werden muß, kann sich Ihr Darm erholen; und er hat jetzt die Chance, sich von Grund auf zu reinigen. Die Darmflora regeneriert sich, Reizungen und Entzündungen im Darm heilen. Nach dem Fasten kann Ihr Körper alle Nähr-

info:

DAS IST BEIM FASTEN VÖLLIG NORMAL

● Aufgrund der fehlenden wärmeproduzierenden Stoffwechselvorgänge sinkt die Körpertemperatur ab, und man friert leicht. Halten Sie Wärmflaschen, dicke Socken und heißen Tee bereit. Heiße Bäder und viel Bewegung helfen ebenfalls.

● Fastende brauchen meist weniger Schlaf, da die Verdauungsarbeit wegfällt und der Körper weniger Regenerationszeit benötigt (siehe auch Seite 16).

stoffe optimal verwerten. Und da der Darm ein wichtiger Teil des Immunsystems ist, kommt auch dieses langsam wieder zu Kräften. Infektionskrankheiten wie Erkältung und Grippe haben es schwerer, sich breit zu machen, Ekzeme und Allergien finden keinen Nährboden mehr.

● Dünnflüssigeres Blut mit verbesserter Fließfähigkeit ist ebenfalls ein Verdienst des Fastens. Auch rutschen erhöhte Blutdruck-, Blutzucker-, Blutfett- und Harnsäurewerte in den Normalbereich. Alle Organe werden optimal durchblutet, Herz und Kreislauf entlastet.

● Fasten schenkt Ihnen aufgrund der fehlenden Verdauungsarbeit zusätzliche Energie. Bereits nach kurzer Zeit Sie sind voller Tatendrang und fühlen sich topfit. Gleichzeitig können Sie sich besser konzentrieren und klarer denken.

● Das vegetative Nervensystem wird durchs Fasten von »Anspannung und Bewegung« auf »Ruhe und Entspannung« umgestellt. Deshalb können auch sehr unruhige Menschen endlich mal richtig »loslassen«. Nackenverspannungen, Migräne, Kopfschmerzen und Schlafstörungen lösen sich bald in Luft auf.

Kosmetik von innen

Auch Ihrer Haut tut Fasten gut. Sie wird straffer, mit rosigem Teint. Während des Fastens ist die Haut zwar oft recht trocken und neigt zu Fältchen – schließlich wird der Körper entwässert und das Unterhautfettgewebe abgebaut –, danach hat sie sich allerdings komplett regeneriert. Sie sehen gleich um ein paar Jahre jünger aus. Tragen Sie während des Fastens ab und zu eine Gesichtsmaske auf, die der Haut Feuchtigkeit gibt:

Wohltuende Maske

1. Rühren Sie 3 Eßlöffel Johanniskrautöl (aus der Apotheke) nach und nach unter 1 Eigelb, so daß eine dickliche Creme entsteht.

2. 1 Teelöffel Weizenkeime, 1 Teelöffel fein zerbröckelte frische Hefe und den Saft von $1/2$ Limette untermischen.

3. Gesicht, Hals und Dekolleté gründlich reinigen und die Maske auftragen.

Etwa 30 Minuten einwirken lassen, dann mit lauwarmem Wasser abwaschen.

4. Mit mildem Gesichtswasser nachbehandeln, so daß sich die Poren schließen.

Schnurstracks zum Normalgewicht

Bringen Sie ein paar Pfunde zuviel auf die Waage? Dann ist Fasten für Sie der optimale Einstieg zum gesunden Abnehmen. Die ersten Pfunde sind schnell runter, das ist

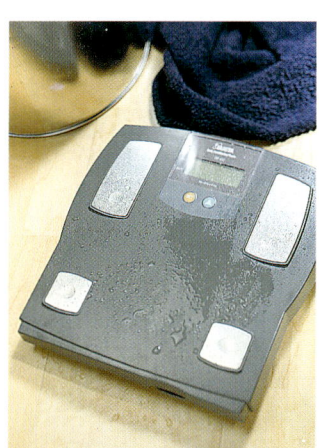

Ein paar Pfund leichter sind Sie sicher nach dem Fasten.

allerdings hauptsächlich Wasser und Darmfüllung. Am zweiten Fastentag greift der Körper aber bereits zur Energiegewinnung auf Fettdepots zurück, und die kleinen Pölsterchen beginnen zu schmelzen.

Wenn Sie dann während der Aufbautage langsam wieder mit Essen beginnen, nehmen Sie erstmal 1 bis 2 Kilo zu: Wasser wird gespeichert, der Darm gefüllt. Nach einer Woche Nichtsessen hat sich aber Ihr Magen verkleinert, so daß gar nicht mehr viel hineinpaßt. Nutzen Sie das zu Ihren Gunsten: Gewöhnen Sie Ihren Magen erst gar nicht wieder an Riesenportionen, sondern essen Sie gerade so viel, daß Sie satt sind. So bekommen Sie ausreichend Energie, ohne zuzunehmen. Wenn Sie jetzt noch auf eine vollwertige Ernährung und eine gesunde Lebensweise achten, können Sie Ihr neues Gewicht locker halten oder weiter abnehmen (mehr dazu ab Seite 39).

Das kleine
Fasten-
Know-how

Fasten ist zwar relativ einfach, bevor Sie aber damit loslegen, sollten Sie dennoch über einige grundsätzliche Dinge Bescheid wissen.

Wie wird gefastet?

➤ Beim Fasten nach Lützner (Seite 5) starten Sie mit einem Entlastungstag. Das ist für Ihren Körper äußerst wichtig, da er sich an diesem Tag so richtig auf das Fasten vorbereiten kann. Es gibt einfache, kleine Gerichte, die Sie gerade so sättigen. Außerdem sorgt ein »Antistreß-Programm« für den Einstieg in die seelisch-geistige Entspannung.

➤ Mit der Entleerung des Darms am zweiten Tag beginnt das Fasten. Ab jetzt ernährt sich der Körper von innen.

➤ Während der nächsten fünf Tage führen Sie Ihrem Körper lebensnotwendige

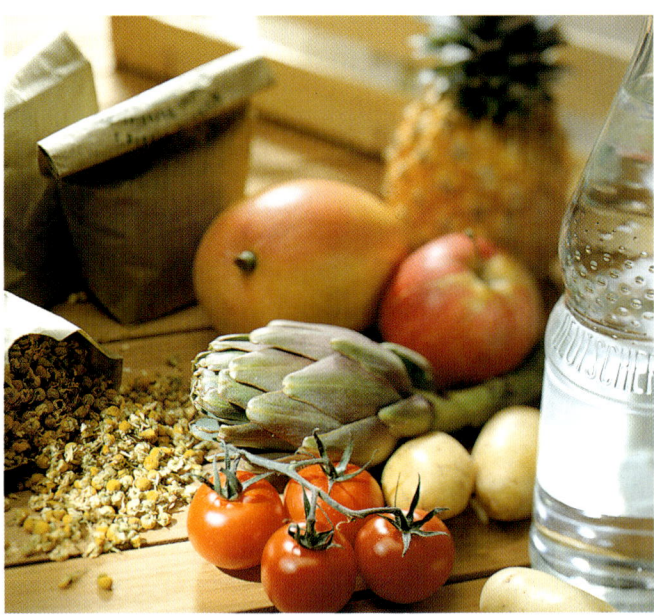

Natürlich können Sie mit fertig gekauften Säften, Gemüsebrühen und Beuteltees fasten – aber noch gesünder und köstlicher wird's, wenn Sie Ihre Fastengetränke selbst zu bereiten und wirklich gute Tees nehmen.

Vitalstoffe in Form von Gemüsebrühen, Frucht- und Gemüsesäften und schwach mit Honig gesüßten Kräutertees zu. Sie brauchen also keine Angst zu haben, daß Ihnen wichtige Vitamine, Mineralstoffe und Spurenelemente ausgehen: für den Nachschub ist bestens gesorgt.

Mineralwasser dürfen Sie trinken, soviel Sie wollen, ansonsten gibt es allerdings nichts.

➤ Neben Entspannungs- und Atemübungen, reichlich Bewegung an der frischen Luft und Gymnastik wird auf Schönheitspflege und ausreichend Zeit für sich selbst großer Wert gelegt.

➤ Am Ende der Fastenwoche braucht Ihr Körper unbedingt zwei Aufbautage, um wieder »in Gang zu kommen«. Auf keinen Fall darf das Fasten abrupt mit einem Schlemmermahl beendet werden – Magen-Darm-Bereich und Kreislauf wären heillos überfordert!

Wer darf fasten?

Jeder gesunde Mensch zwischen 14 und 65 Jahren darf vorbeugend fasten.
Nicht fasten sollten Sie auf eigene Faust
● bei schwerer, seelischer Störung oder Labilität
● wenn Sie unter Eßsucht oder Bulimie leiden
● nach längerer Krankheit, nach einer Operation oder bei chronischen Krankheiten
● wenn Sie Medikamente einnehmen müssen
● bei großem Streß, starker Erschöpfung und Nervosität
● wenn Sie einen äußerst empfindlichen Magen haben
● wenn Sie sich nicht gesund fühlen.

Trifft einer dieser Punkte auf Sie zu, müssen Sie während des Fastens vom Fachmann betreut werden.
Sollten Sie Zweifel haben, ob Sie es alleine wagen können, fragen Sie einen Fastenarzt oder Heilpraktiker.

Wie lange fasten?

➤ Um den Körper zu entschlacken, sich wieder richtig wohlzufühlen und als Ein-

info:

VORBEUGENDES FASTEN IST NICHT HEILFASTEN

»Heilfasten« wird in Kliniken oder Kuranstalten unter ärztlicher Betreuung durchgeführt, und zwar über einen längeren Zeitraum. Krankheiten wie Diabetes mellitus, Herzrhythmusstörungen, Arteriosklerose oder chronische Lebererkrankungen werden damit behandelt. Das in diesem Buch beschriebene Fasten wirkt vorbeugend und stärkend, hat aber keine solche Heilwirkung!

stieg in vollwertige Ernährung ist eine Woche Fasten optimal. Sind Sie gesund, gibt's auch keine Probleme.
➤ Fühlen Sie sich am Fastenende pudelwohl und haben noch »Gewichtsreserven«, können Sie ruhig ein paar Tage weiterfasten. Auf diese Weise verbannen Sie die allerletzten Schlack- und Giftstoffe aus Ihrem Körper und verlieren weitere Pfunde.
➤ Zwei Wochen sind das Limit, danach sollte Sie ein Arzt betreuen.

Und wie oft?

➤ Zweimal im Jahr eine Woche Fasten hilft Ihnen, Abwehrkräfte zu stärken und Krankheiten vorzubeugen.
➤ Wenn Sie sich ausgewogen ernähren, ausreichend Gewichtsreserven haben und ein Profi in Sachen Fasten sind, können Sie sogar jeden Monat eine Woche fasten.
➤ Sehr dünne Menschen sollten nicht mehr als einmal im Jahr fasten, sonst geht es an die Substanz.

Richtig geplant:
Tips & Tricks

Klar, daß Fasten nicht jedem gleich leicht fällt, schließlich spielen Willenskraft und körperliche Verfassung eine Rolle. Es gibt aber ein paar Tips und Tricks, mit denen das Fasten zum Erlebnis wird, richtig Spaß macht, unwahrscheinlich gut tut – und für jedermann kinderleicht ist.

Also keine Angst, entdecken Sie das Fasten für sich!

Fasten im Alltag

● Wählen Sie eine Zeit, in der es in der Arbeit etwas ruhiger zugeht oder die Kinder in Ferien sind. Sie brauchen viel Ruhe und Zeit zum Entspannen. Streß belastet Sie nur.

● Beginnen Sie vor zwei arbeitsfreien Tagen mit dem Fasten, da gerade in den ersten Fastentagen Befindlichkeitsstörungen (Seite 14)

auftreten können und Sie sich eventuell auskurieren müssen. Danach steht Ihrer gewohnten Arbeit nichts mehr im Wege.

Gemeinsam stark

● Angeln Sie sich Ihren Partner, ein paar Freunde oder Kollegen, und fasten Sie zusammen – ganz nach dem Motto »Gemeinsam sind wir stark«. Tauschen Sie Erfahrungen aus, spornen Sie sich gegenseitig an.

● Fastet die Familie mit, kann daheim besser geplant werden. Falls nicht, auch kein Problem! Sie werden so gut kochen wie noch nie, ohne von Hunger geplagt zu sein.

Optimal: Fasten im Urlaub

● Sich so richtig viel Ruhe und Zeit zu gönnen, geht natürlich am besten im

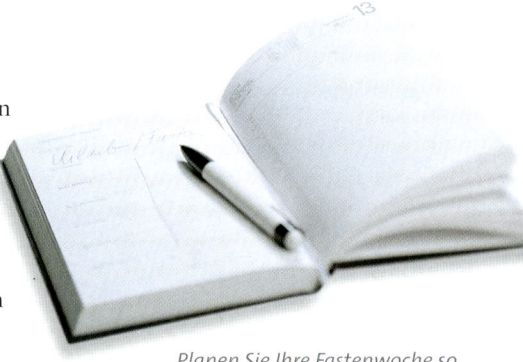

Planen Sie Ihre Fastenwoche so, daß Sie möglichst viel Ruhe und Zeit für sich finden.

Urlaub. Vielleicht können Sie sich eine Woche freinehmen. Am besten: nicht zu Hause bleiben, sondern irgendwo hinfahren, wo Sie vollkommen abschalten können.

● Sehr gut für Fasten-Einsteiger: Fastenkurse mit fachkundiger Betreuung (werden von »alternativen« Reisegesellschaften angeboten). Sie suchen sich Ihren Kurs aus einem Reisekatalog aus, nehmen sich eine Woche Urlaub und buchen. Sind Sie einmal dort, werden Sie nicht nur fachkundig beim Fasten betreut. Sie werden rundherum verwöhnt, so daß Sie gar nicht anders können, als zu entspannen. Da Sie in einer kleinen Gruppe gemeinsam mit anderen fasten, können Sie sich zudem austauschen und fühlen sich nicht alleine.

● Für sportlich Aktive bestens geeignet: Fastenwandern. Gefastet wird auch hier unter Betreuung gemeinsam in kleinen Gruppen. Es ist erstaunlich, wie die körperliche Leistungsfähigkeit beim Fasten zunehmen kann.

Der ideale Termin

● Im Frühjahr und in den ersten Sommermonaten fällt Verfrorenen das Fasten leicht. Sonnenstrahlen wärmen den Körper, der während des Fastens besonders schnell friert. Zusätzlicher Ansporn: der Winterspeck muß weg.

● Astrologisch gesehen, ist der November ein ausgezeichneter Fastenmonat. Dann herrscht das Sternzeichen Skorpion, das für das Loslassen von alten Gewohnheiten, Lebensmustern und Vorstellungen steht. Aber auch die Folgemonate Dezember und Januar sind

tip:

ENTSPANNEN, ABER WIE?

Während des Fastens braucht der Körper besonders viel Entspannung – das werden Sie deutlich spüren. Hier finden Sie einige Vorschläge, wie Sie leichter in tiefe Entspannung kommen können (siehe auch die Tip-Kästen Seite 15 und 16):

➤ Wenn für Sie Entspannungstechniken – wie Yoga, Atemübungen, Qi Gong, Autogenes Training – Neuland sind: Ein Kurs zum Beispiel an Volkshochschulen oder in Sportvereinen ist jetzt genau das Richtige. Hier werden Ihnen die unterschiedlichen Techniken von Profis beigebracht. Melden Sie sich bei einem einwöchigen Kurs an, der Sie durch die Fastenwoche begleitet.

➤ Für alle, die zu Hause am besten entspannen können: Schieben Sie eine gute Meditations-Kassette in den Recorder, und lassen Sie sich davon anleiten. Auch auf Videokassetten gibt es Anleitungen zu Entspannungstechniken. Oder nehmen Sie ein ansprechendes Buch zu Hilfe (Buchtips Seite 46). Bücher und Kassetten gibt es in Buchhandlungen in der Gesundheitsabteilung.

➤ Kleiner Trick fürs Wohlbefinden: Bauen Sie sich zu Hause oder im Büro mit einer Duftlampe kleine »Duftschlösser«: Lemongrass erfrischt, Petitgrain heitert auf, Ylang-Ylang entspannt. Oder verreiben Sie einfach einen Tropfen ätherisches Öl auf der Hand, und atmen Sie den Duft tief ein.

nicht schlecht: Das Saturnprinzip (Herrscher über das Tierkreiszeichen Steinbock) steht für Verzicht, Geduld, Disziplin, Reduktion und Reinheit.

● Nutzen Sie die Kraft des abnehmenden Mondes: Das Fasten fällt besonders leicht, und man nimmt außerdem schneller ab. Ein regelmäßiger Fastentag an Neumond ist optimal, um Krankheiten vorzubeugen, da der Körpers dann besonders gut entgiftet.

Anders als gewohnt: das **Befinden**

Auch wenn Sie sich beim Fasten nicht übernehmen und sich Ruhe gönnen, kann es sein, daß die eine oder andere Beschwerde auftritt. Der Körper reagiert auf den umgestellten Stoffwechsel. Da Sie während der Fastenzeit stärker auf Ihren Körper achten, nehmen Sie diese »Störungen« schnell und intensiv wahr. Richtige »Fastenkrisen« (Seite 17) treten höchst selten auf.

Kalte Füße

Wenn Sie öfters mal frieren, ist das ganz normal. Der Körper hat sich aufs Fasten umgestellt und die »Energiespartaste« gedrückt.
➤ Wenn Sie nach draußen gehen, nehmen Sie einfach einen zusätzlichen Pulli oder

Viel trinken, Wärme, Ruhe und mal ein Löffel Honig helfen über kleine Beschwerden hinweg.

Socken (Kunstfasern sollten es nicht sein) mit. Zuhause kuscheln Sie sich in eine Decke eingewickelt auf das Sofa. Auch eine Tasse heißer Tee oder ein Fußbad schenkt Ihnen wohlige Wärme.

Sehstörungen

Gerade in den ersten Tagen kann die Sehkraft etwas nachlassen. Verantwortlich dafür ist der geringere Augendruck. Das geht aber rasch wieder vorbei, nach dem Fasten können Sie sogar bessen sehen als zuvor. Manchmal färben sich die Augäpfel sogar leicht gelblich, auch das verschwindet von selbst wieder.

Mundgeruch und belegte Zunge

Während des Fastens scheidet der Körper Schlacken und Giftstoffe in großen Mengen aus – auch über die Schleimhäute im Mund. Eine belegte Zunge und Mundgeruch sind beim Fasten deswegen üblich.
➤ Fahren Sie beim Zähneputzen mit der Bürste ein paar Mal über die Zunge. Für Zwischendurch: Zitronenspalten aussaugen, viel trinken oder ein Pfefferminzdragee ohne Zucker lutschen.

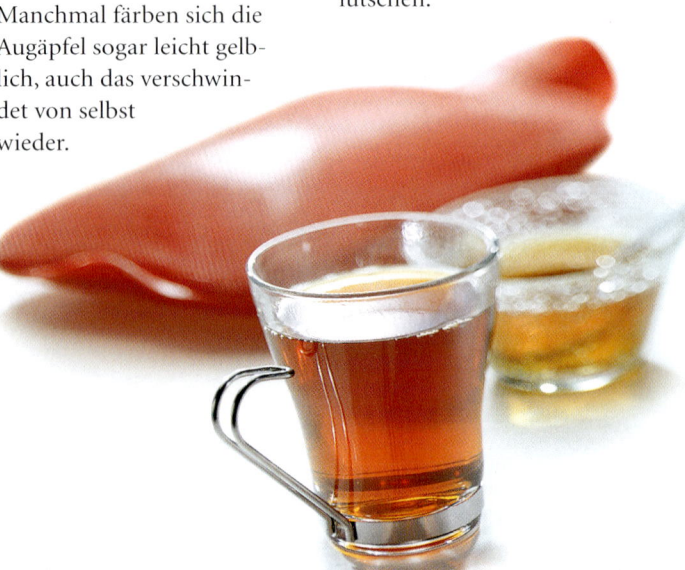

Trockener Mund

Da beim Fasten die Nahrung ausbleibt, bildet der Körper auch kaum Verdauungssäfte. Der Speichelfluß ist somit stark eingeschränkt, und der Mund wird trocken.

➤ Wenn Sie Probleme beim Schlucken bekommen: Einen Tropfen Pfefferminzöl in ein Glas Wasser geben und den Mund damit ausspülen.

Ausscheidungen

➤ Stark gelb gefärbter und intensiv riechender Urin während des Tages ist ein Zeichen von fehlender Flüssigkeit. Trinken Sie unbedingt etwas mehr, damit die Entgiftungsorgane kräftige Unterstützung bekommen.

➤ Kein Grund zur Besorgnis ist starker Körpergeruch. Während des Fastens immer gründlich waschen; eventuell ein extra Deo für unterwegs mitnehmen.

Kopfschmerzen

Aufgrund der anfänglichen Rückvergiftung über den

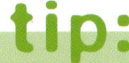

tip:

KOPFWEH ADE!

➤ Mit frisch gebrühtem Schlüsselblumentee sind lästige Kopfschmerzen schnell wie weggeblasen: 2 Teel. getrocknete Schlüsselblumen mit $1/4$ l Wasser aufgießen und 5 Minuten ziehen lassen. Trinken Sie den Tee aus einer blauen Tasse, dann tanken Sie zusätzlich noch beruhigende, entspannende Farbenergie.

➤ Zusätzlich unbedingt vermehrt Wasser trinken!

➤ Wohltuend: Kopfhaut mit den Fingerspitzen 2 bis 3 Minuten lang massieren, zwischendurch vorsichtig auf die Schädeldecke klopfen. Dabei entspannt und tief ein- und ausatmen.

➤ Auch eine Entleerung des Darms kann helfen. Wie's geht, erfahren Sie auf Seite 26.

Darm und den Stoffwechsel treten in den ersten Tagen ab und zu Kopfschmerzen auf. Abhilfe siehe Tip-Kasten.

Herzklopfen

Gegen Ende der Fastenwoche kann nachts Ihr Herz stärker zu klopfen anfangen. Dafür verantwortlich sind saure Stoffwechselprodukte wie die Harnsäure, die sich in dieser Zeit in größeren Mengen im Blut tummeln. Das Klopfen verschwindet aber wieder genauso plötzlich, wie es aufgetreten ist.

Schwindelgefühle

Zu Fastenbeginn senkt sich der Blutzuckerspiegel, was vor allem bei Fastenden mit niedrigem Blutdruck morgens zu Schwindel (Seite 29) oder Brechreiz führen kann.

➤ Vorsicht beim Hinlegen und Aufsetzen oder -stehen, damit Ihnen nicht schwarz vor Augen wird.

➤ Das hilft: etwas kaltes Wasser ins Gesicht oder den Körper trockenbürsten. (immer Richtung Herz).

➤ Ein Teelöffel Honig kann Wunder wirken.

Schlafstörungen

Innere Unruhe oder leichtes Unwohlsein lassen Sie hin und wieder schlecht einschlafen oder nachts aufwachen. Meistens schläft man aber tief und fest, allerdings nicht so lange. Fastende benötigen weniger Schlaf (Seite 8).
➤ Wichtig: Den Abend ruhig ausklingen lassen, bevor Sie ins Bett verschwinden, und einen Einschlaftee (Seite 32) trinken.

Stimmungsschwankungen

Himmelhoch jauchzend, zu Tode betrübt – diese Stimmungsschwankungen sind während des Fastens keine Seltenheit. Grund: Nicht nur der Körper, sondern auch Geist und Seele werden gereinigt und dabei wird einiges »aufgewirbelt«.
➤ Meditation oder ein Spaziergang an der frischen Luft, bei dem Sie Ihren Gedanken nachhängen können, helfen.
➤ Oder laden Sie Ihre beste Freundin zu einer gemütlichen Teerunde ein.

tip:

KRAFT TANKEN MIT QI GONG

In Sekundenschnelle fühlen Sie sich mit nachfolgenden Mini-Übungen gestärkt:

● Gerade hinstellen, Füße parallel und etwa schulterbreit auseinander, Knie nicht durchdrücken, alle Muskeln möglichst entspannen. Die Handflächen in Brusthöhe aneinanderlegen und 10 Sekunden fest gegeneinander pressen, dabei tief durchatmen. Loslassen. Die Übung 8mal wiederholen.

● Gleich so stehen bleiben, nur ein wenig mehr in die Knie gehen. Oberkörper mit geradem Rücken leicht nach vorne neigen. Beide Hände zur Faust formen und in Taillenhöhe auf den Rücken legen. Eine Faust anspannen und im Halbkreis kraftvoll nach vorne stoßen, gleichzeitig langsam ausatmen. Faust entspannen und während des Einatmens wieder auf den Rücken legen. Dann vor mit der anderen Faust! Die Übung ebenfalls 8mal wiederholen.

Das Gedächtnis

Wundern Sie sich nicht, daß Sie hin und wieder etwas vergessen oder sich schlechter als sonst konzentrieren können. Ihr Kopf hat sich eine Auszeit genommen und erholt sich von der Dauerbelastung des Alltags.

Menstruation

Familienplanung sollten Sie nicht auf die Fastenzeit legen, denn die Monatsregel verschiebt sich oftmals. Bei vielen Frauen fällt die Periode auch stärker oder schwächer aus als gewohnt.

Sex

An dem einen Tag ist Ihnen nach einer Nacht allein im Bett zumute, am nächsten Abend sehnen Sie sich nach unendlich viel Liebe und Zärtlichkeit. Planen und beeinflussen können Sie Ihre Bedürfnisse nicht.
Bitten Sie Ihren Partner um Verständnis – nach dem Fasten kommt alles wieder ins Lot.

Fastenkrisen

Richtige Fastenkrisen gibt es kaum, wenn Sie als gesunder Mensch eine Woche fasten, schon eher bei 20 und mehr Tagen. Wenn sie auftauchen sollten, dann Knall auf Fall.

Die Symptome

● Sie fühlen sich völlig mitgenommen, teilweise sogar krank. Beschwerden, die Sie schon früher geplagt haben, können auftreten.

● Migräne, Gleichgewichtsstörungen und anhaltender Schwindel treten gelegentlich auf – vor allem bei älteren Menschen und Leuten mit schwachem Kreislauf.

● Wenn Sie normalerweise viel Kaffee oder Alkohol trinken oder rauchen, kann es zu Entzugserscheinungen wie Übelkeit, Erbrechen und leichten Krämpfen oder Schmerzen im Magen- und Darm-Bereich kommen.

Wenn es Ihnen mal nicht so gut geht während des Fastens, hilft es meist schon, mehr zu trinken.

Und was dagegen tun?

Fastenkrisen sind Anzeichen dafür, daß der Körper sehr viele Schlacken und Giftstoffe auszuscheiden hat.

➤ Am besten machen Sie einen Einlauf (Seite 26) und legen sich ins Bett. Wärme und Ruhe tun gut. Trinken Sie reichlich Wasser und Tee. Ein Glas Buttermilch oder ein Teelöffel Honig geben wieder etwas Power.

➤ Sollten schwerere Krisen auftreten, wenden Sie sich unbedingt an Ihren Arzt!

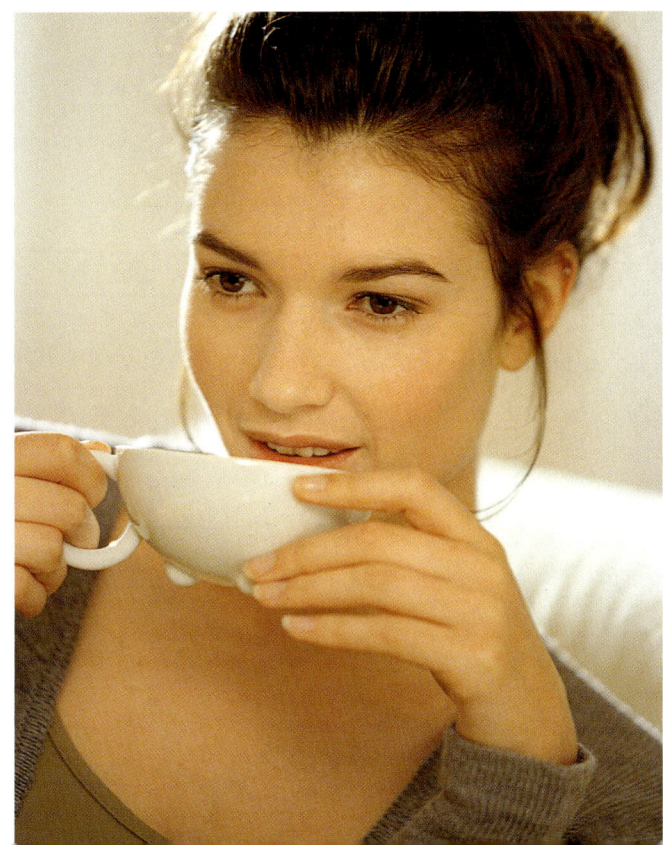

Die Fasten- woche

So geht's ganz leicht und tut einfach gut

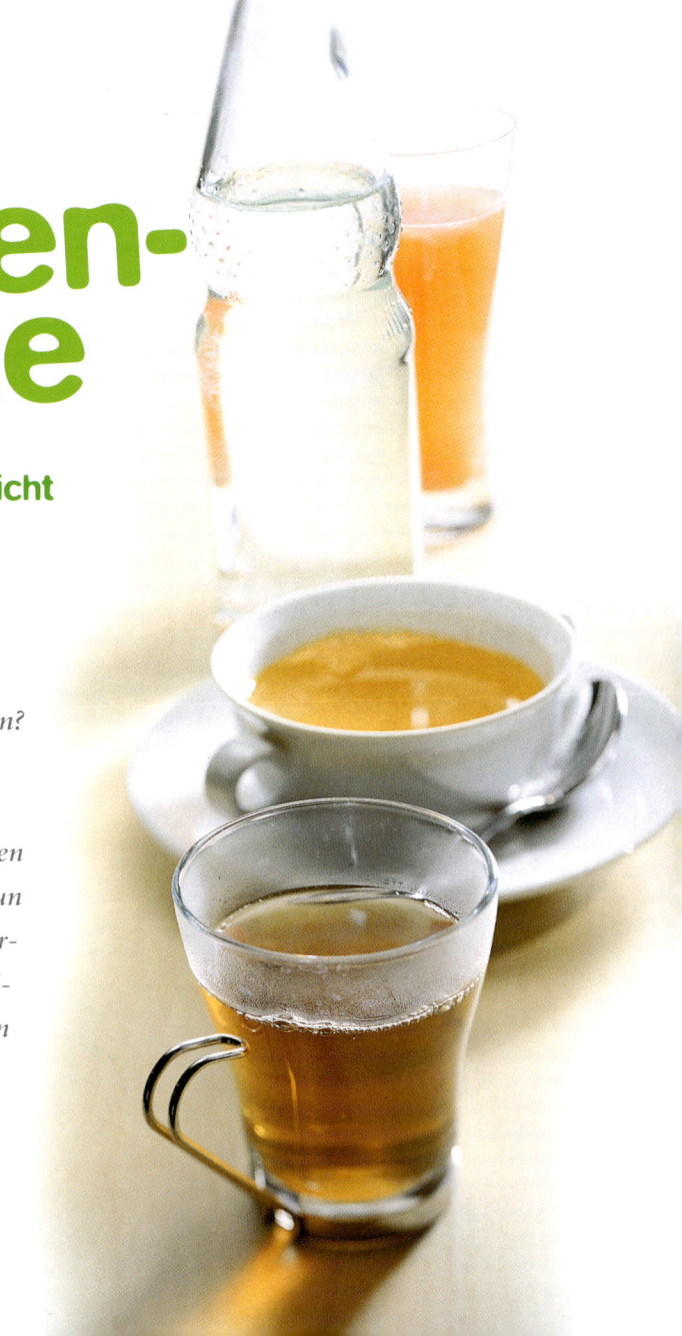

*H*aben Sie sich entschlossen, das Fasten in Angriff zu nehmen? Dann nichts wie ran – und die kommende Woche planen. Auf den nächsten Seiten erfahren Sie Schritt für Schritt, was zu tun ist und wie Sie sich mit raffinier- ten Rezeptideen und verführeri- schen Teekreationen verwöhnen können. Es kann also nichts schiefgehen.

Gut **geplant** ist halb gewonnen

Damit Ihre Fastenwoche reibungslos abläuft, lesen Sie bitte zuerst dieses Kapitel komplett durch. Zusammen mit den Informationen aus dem ersten Teil des Buches sind Sie dann gut gerüstet und können das Fasten locker in Angriff nehmen.

Die Vorbereitung

➤ Legen Sie fest, wann Sie mit dem vorbeugenden Fasten beginnen möchten (Seite 12).

➤ Nehmen Sie sich – falls Sie sich dafür entschieden haben – Urlaub oder buchen Sie Ihren Kurs. Wenn Sie zu Hause bleiben, sagen Sie unnötige Termine ab.

➤ Räumen Sie Ihren Kühlschrank aus, damit Sie nicht zum Essen verleitet werden. Verschenken Sie, was sich nicht hält, oder füllen Sie Ihren Gefrierschrank damit.

➤ Überprüfen Sie Ihre Vorräte, und schreiben Sie auf, was Sie alles besorgen müssen (siehe Kasten).

➤ Nehmen Sie sich schon für den Einkaufsbummel am Vortag genügend Zeit, denn beim Fasten ist Hektik fehl am Platz.

tip:

EINKAUFEN FÜRS FASTEN

➤ Legen Sie am besten schon mal Papier und Stift parat: Wenn Sie dieses Kapitel durchlesen, können Sie parallel gleich eine Einkaufsliste schreiben. Einiges werden Sie vorrätig haben, die meisten Zutaten für die Fastengetränke sowie das eine oder andere zur Körperpflege und Entspannung aber einkaufen müssen.

➤ Gliedern Sie Ihre Einkaufsliste am besten von vornherein in:
• Naturkostladen: Obst/Gemüse, Milchprodukte, Tees, Sonstiges
• Drogerie, Naturkosmetikladen
• Apotheke
• Sie brauchen außerdem mindestens 1 Kasten stilles Mineralwasser oder Quellwasser von guter Qualität.

➤ Am Vortag des Entlastungstags kaufen Sie die Zutaten für die ersten Tage ein, am 5. Fastentag alles für die beiden Aufbautage.

➤ Achten Sie bei allen Zutaten auf beste Qualität. Sie finden hochwertiges Gemüse, Honig, spezielle Zutaten wie salzarme Gemüsebrühe und Hefeflocken sowie gute Tees in Naturkostläden und Reformhäusern (siehe auch Seite 39 bis 41).

➤ Woran Sie auch noch denken sollten: Neben einem Tagebuch und einer Thermoskanne für Tee brauchen Sie ziemlich sicher dicke Socken, einen warmen Pullover und eine Wolldecke.

Ein Wort zum Würzen

Sollten Sie Kräuter oder Gewürze, die in den Rezepten vorgesehen sind, nicht bekommen oder nicht mögen, können Sie sie durch beliebige andere ersetzen. Nur Salz dürfen Sie nicht verwenden!

Die Fastenwoche

		IHR FASTEN-SPEISEPLAN	TIPS RUND UMS WOHLBEFINDEN
Entlastungstag	Früh	Knusper-Müsli, erfrischender Obstsalat, Bananen-Zimt-Reis oder Apfel-Kefir-Shake; dazu 1 Tasse Getreidekaffee	➤ vom Alltagsgeschehen lösen, zur Ruhe kommen, entspannen: Tee trinken, Vollbad nehmen, Entspannungstechnik am Abend
	Mittag	Reispfanne indisch, Tomatenreis mit Basilikum oder Kartoffelschnee mit Frischkäsehaube	➤ Tagebuch beginnen, »Startgewicht« eintragen
	Abend	Vollkornbrot mit Möhren, Rohkost mit Dip, Salatteller »surprise« oder marinierte Paprika	➤ Einfache, ballaststoffreiche Gerichte, kleine Portionen; viel trinken (mindestens 2,5 Liter)
	Zwischendurch	Leinsamenschrot mit Buttermilch, Kefir, gedünsteten Äpfeln oder Pflaumen	Achtung: weicher Stuhlgang durch Ballaststoffe
1. Fastentag	Früh	Morgentee, eventuell mit 1 Teelöffel Honig	➤ Gründliche Entleerung des Darms
	Mittag	mit Wasser verdünnte heiße oder kalte Gemüsebrühe	➤ Statt zu essen, viel trinken (mindestens 3 Liter)
	Abend	mit Wasser verdünnte heiße oder kalte Gemüsebrühe	➤ Faul sein, ausruhen, die Seele pflegen: meditieren, malen, sich verwöhnen lassen
	Zwischendurch	Mineral- oder Quellwasser, Tee, mit Wasser verdünnte Obst- und Gemüsesäfte	➤ Eventuell leichtes Schwindelgefühl aufgrund absinkenden Blutzuckerspiegels: Akkupressur, Honig, Trockenbürsten und kaltes Wasser helfen; keine Vollbäder und Saunagänge
2. Fastentag	Früh	Morgentee, eventuell mit 1 Teelöffel Honig	➤ Extrem wichtig: kein Streß, viel Ruhe und Zeit
	Mittag	mit Wasser verdünnte heiße oder kalte Gemüsebrühe	➤ Das hilft bei möglichen Beschwerden: Urin zu dunkel? Mehr trinken! Bei Kopfschmerzen viel trinken, Kopf massieren, Darm erneut entleeren.
	Abend	mit Wasser verdünnte heiße oder kalte Gemüsebrühe	Frieren und Frösteln möglich: in Decke kuscheln, Tee trinken, Fußbad machen.
	Zwischendurch	Mineral- oder Quellwasser, Tee, mit Wasser verdünnte Obst- und Gemüsesäfte	Leichtes Schwindelgefühl? Dehnübungen vor dem Aufstehen, Wechselduschen und Trockenbürsten regen den Kreislauf an. Bei Hungergefühl Wasser oder Tee trinken.
3. Fastentag	Früh	Morgentee, eventuell mit 1 Teelöffel Honig	➤ Darm entleeren, um einer Rückvergiftung vorzubeugen
	Mittag	mit Wasser verdünnte heiße oder kalte Gemüsebrühe	➤ Entgiftung läuft auf Hochtouren, Leber unterstützen: reichlich trinken, Leberwickel
	Abend	mit Wasser verdünnte heiße oder kalte Gemüsebrühe	➤ Ausdauersport treiben, schnellen Krafteinsatz vermeiden
	Zwischendurch	Mineral- oder Quellwasser, Tee, mit Wasser verdünnte Obst- und Gemüsesäfte	➤ Trockenbürsten schafft Wohlbehagen

auf einen Blick

		IHR FASTEN-SPEISEPLAN	TIPS RUND UMS WOHLBEFINDEN

4. Fastentag

Früh	Morgentee, eventuell mit 1 Teelöffel Honig
Mittag	mit Wasser verdünnte heiße oder kalte Gemüsebrühe
Abend	mit Wasser verdünnte heiße oder kalte Gemüsebrühe
Zwischendurch	Mineral- oder Quellwasser, Tee, mit Wasser verdünnte Obst- und Gemüsesäfte

➤ Aktiv bleiben, sportliche Aktivitäten und Arbeit mit Ruhe und Entspannung abwechseln, weiterhin Entspannungstechniken ausüben

➤ Hilfe bei Beschwerden:
Urin zu dunkel? Mehr trinken!
Starker Mund- und Schweißgeruch, belegte Zunge sind normal: Zunge bürsten, Zitronenschnitz aussaugen, Pfefferminzdragee lutschen, duschen, deodorieren

5. Fastentag

Früh	Morgentee, eventuell mit 1 Teelöffel Honig
Mittag	mit Wasser verdünnte heiße oder kalte Gemüsebrühe
Abend	mit Wasser verdünnte heiße oder kalte Gemüsebrühe
Zwischendurch	Mineral- oder Quellwasser, Tee, mit Wasser verdünnte Obst- und Gemüsesäfte

➤ Siehe 3. und 4. Fastentag

➤ Darmentleerung nicht vergessen!

➤ Für die Aufbautage einkaufen

TAG FÜR TAG WICHTIG
➤ Entspannung – und entspannte Bewegung
➤ Viel trinken (Wasser und Kräutertee)
➤ Tagebuch führen, Gewicht eintragen

1. Aufbautag

Früh	Morgentee Ihrer Wahl
	Fastenbrechen: roher oder gedünsteter Apfel
Mittag	Zucchini-Kresse-Süppchen
Abend	Feine Tomatencreme, Buttermilch mit Leinsamen, Vollkorn-Reiswaffel oder Knäckebrot
Zwischendurch	Mineral- oder Quellwasser, Tee

➤ Den Organismus langsam auf Ernährung von außen einstellen: gründlich kauen, in Ruhe essen; aufhören, wenn Sättigung eintritt

➤ Weiterhin reichlich trinken

➤ Dem Körper Aufmerksamkeit schenken

2. Aufbautag

Früh	Sauerkraut- oder Traubensaft, karibischer Fruchtteller
Mittag	Mexikanischer Zuckerschotensalat, Gemüsepfanne, Fruchtjoghurt oder Magermilchjoghurt mit Leinsamen und Fruchtaufstrich
Abend	Rohkost mit Sprossen, Bulgursuppe mit Spargel, Dickmilch mit Kokosmilch und Leinsamen
Zwischendurch	Mineral- oder Quellwasser, Tee

➤ Gewichtsanstieg ist normal (etwa 1 bis 2 kg)

➤ Sollte der Stuhldrang ausbleiben, Darm entleeren

➤ Auch an diesem Tag den Körper rundherum verwöhnen

Ein Tag zur
Entlastung

Egal, wann und wie lange Sie fasten, mit dem Entlastungstag geht's los. Er ist wichtig, damit Ihr Körper zur Ruhe kommt. Nicht nur Geist und Seele, sondern auch der Verdauungsapparat sollen nicht mehr strapaziert werden. Lösen Sie sich langsam aber sicher vom Alltagsgeschehen.

Entspannung

Terminkalender bleiben geschlossen, Handy und Fernseher ausgeschaltet. Konzentrieren Sie sich auf sich selbst. Machen Sie sich einen gemütlichen Tag: Ausschlafen, Radeln oder Spazierengehen, das ist jetzt genau richtig. Hektik und Anspannung sollen von Ihnen abfallen. Eine dampfende Tasse Tee hilft dabei. Weitere Entspannungstips finden Sie auf Seite 13.

Tee fürs Gemüt

Es gibt zahlreiche Tees, die Ihnen beim Entspannen helfen. Wählen Sie aus dem Angebot auf Seite 32 eine oder mehrere Sorten aus, oder fragen Sie im Teeladen oder in der Apotheke nach Alternativen.

Schönheitspflege

Kümmern Sie sich heute auch um Ihr Äußeres. Ob Sie nun eine pflegende Haarpackung auftragen, das Gesicht und Dekolleté mit einer Maske verwöhnen (Seite 9), müde Augen erfrischen oder sich in die Wanne legen – alles tut einfach gut, und es entspannt.

Heublumenbad

Auch sehr wohltuend und pflegend ist ein mit Heublumen aromatisiertes Vollbad (36 bis 38 °C):
1. Etwa 500 g getrocknete Heublumen (aus der Apotheke) in 1 Liter Wasser 15 Minuten kochen lassen, dann durch ein Sieb ins Badewasser gießen.
2. 10 Minuten in der Wanne bleiben und anschließend ab ins Bett, damit Sie morgen fit sind! Übrigens: Neben dem entspannenden Effekt wird der Stoffwechsel und die Durchblutung angeregt und das Bindegewebe gestrafft.

Gel-Pads für müde Augen

1. 100 ml destilliertes Wasser und $1/2$ Teelöffel Gelbildner PNC 430 mit dem Schneebesen kräftig verschlagen, bis ein klümpchenfreies Gel entstanden ist. Je 10 Tropfen Ginseng, Gingko und Hamamelis (Frischpflanzenextrakte) unterrühren.
2. Etwas Gel auf zwei Wattepads auftragen, auf die Partien unterhalb der Augen legen, 15 Minuten einwirken lassen.

Alle Zutaten erhalten Sie in Naturkosmetikläden. Das Gel während der Fastenwoche verbrauchen, da es keine Konservierungsstoffe enthält.

Speiseplan

AM ENTLASTUNGSTAG

● Statt mit Bohnenkaffee beginnen Sie den Tag mit löslichem Getreidekaffee. 2 bis 3 Teelöffel davon mit kochendheißem Wasser aufgießen, fertig. Milch und Zucker dürfen nicht mit hinein.

● Für das Frühstück, Mittag- und Abendessen können Sie sich aus dem Angebot auf Seite 24 jeweils ein Gericht auswählen.

● Trinken Sie mindestens 2,5 Liter am Tag: kohlensäurearmes Mineralwasser, Quellwasser und Kräutertees (Seite 32) zählen am Entlastungstag zu den unschlagbaren Favoriten.

● Essen Sie auf den Tag verteilt 3mal je 1 Eßlöffel Leinsamenschrot mit etwas Buttermilch, Kefir oder Magermilchjoghurt oder mit pürierten gedünsteten Äpfeln oder Pflaumen. Der Leinsamen bindet die Giftstoffe und wird dann durch seinen hohen Ballaststoffanteil zügig ausgeschieden.

Wenig essen

Heute gibt es nur kleine Portionen zu essen, schließlich muß sich Ihr Körper langsam, aber sicher auf das Fasten einstellen. Das Esssen sollte einfach und äußerst ballaststoffreich sein. Auf diese Weise wird Ihr Stuhlgang weicher, und Sie können morgen ganz leicht abführen.

● Frisches Obst, rohes Gemüse, Reis, Kartoffeln gehören zu den Favoriten,

kombiniert werden diese Zutaten am besten mit Quark, Joghurt, Knäcke- oder Vollkornbrot.

● Keinesfalls sollten Sie Fleisch, Wurst und Fisch essen, sie fördern die Fäulnisvorgänge im Darm.

● Salz wird nicht verwendet, Raffinesse erhalten die Gerichte durch Hefeflocken, Kräuter und Gewürze.

Auf den beiden nachfolgenden Seiten finden Sie Anregungen für feine Gerichte.

Außerdem ...

● Legen Sie ein Fastentagebuch an. Notieren Sie, wie Sie sich heute fühlen oder was sonst noch wichtig für Sie ist. Wenn Sie abnehmen möchten, tragen Sie Ihr »Startgewicht« ein. Wiegen Sie sich morgens mit leerer Blase und unbekleidet, da Sie so am besten das Tagesgewicht vergleichen können.

● Verbannen Sie Alkohol, Zigaretten, Kaffee und andere liebgewonnene Genußmittel in einer Kiste in Ihren Keller. Während des Fastens sind sie tabu, schließlich wollen Sie Ihren Körper in dieser Woche entgiften. Schwacher schwarzer Tee ist dagegen in Ausnahmefällen erlaubt: Wenn Sie unter niedrigem Blutdruck leiden, bringt eine Tasse am Morgen – ungesüßt und ohne Milch – Ihren Kreislauf in Schwung.

● Auf Medikamente sollten Sie – soweit möglich – verzichten. Appetitzügler, Abführmittel und Entwässerungstabletten sind tabu!

Rezepte zum Entlasten

➤ Alle Rezepte auf dieser Seite sind für 1 Portion bestimmt. Erhöhen Sie bei Bedarf entsprechend der Personenzahl. Mittag- und Abendessen können Sie beliebig austauschen.

Für morgens

Knusper-Müsli

2 Eßl. Vollkornflocken mit 2 Eßl. gehackten Nüssen, Kürbiskernen und getrockneten Bananen mischen. 150 g Magermilchjoghurt oder Fruchtpüree untermengen. Mit 2 Teel. Kokosraspeln und 1 geriebenem Apfel bestreuen.

Erfrischender Obstsalat

400 g Früchte nach Saison und Geschmack zerkleinern und mischen. 1 gehäufter Eßl. Pinienkerne, 2 Teel. Honig und Saft von 1/2 Limette untermengen, kurz ziehen lassen.

Bananen-Zimt-Reis

50 g Milchreis mit 1 Zimtstange in 200 ml Milch und 50 ml Wasser etwa 25 Minuten sanft garen. 1 kleine Banane in 2 cm große Stücke schneiden, in wenig Butter bräunen. Mit 1 Eßl. Honig vorsichtig unter den Reis mischen. Mit gemahlenem Zimt bestäuben.

Apfel-Kefir-Shake

1 kleinen, ungeschälten Apfel grob schneiden und in 80 ml Wasser andünsten, abkühlen lassen. Mit 250 ml Kefir im Mixer pürieren. Dazu gibt es 2 Scheiben Vollkornknäckebrot oder 2 Vollreiswaffeln.

Für Mittags

Reispfanne indisch

50 g Basmati-Reis in 100 ml Wasser etwa 20 Minuten sanft garen. 1 Karotte in Scheiben schneiden, mit 5 bis 6 kleinen Blumenkohlröschen in 1/4 l Gemüsebrühe in etwa 10 Minuten bißfest garen. 1 kleine gehackte Schalotte in 1 Teel. Keimöl andünsten, Blumenkohl, Karotte und 1/2 gewürfelte Mango dazugeben und mitdünsten. Reis und 50 ml der Brühe untermischen. Mit Curry und 1 Eßl. gehacktem Koriandergrün würzen.

Wählen Sie Ihre Favoriten unter den Vorschlägen aus. Wie wär's mit einem Obstsalat als leichter, köstlicher Auftakt?

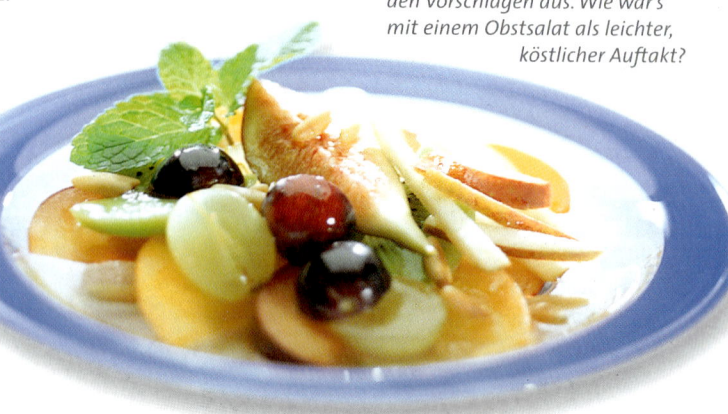

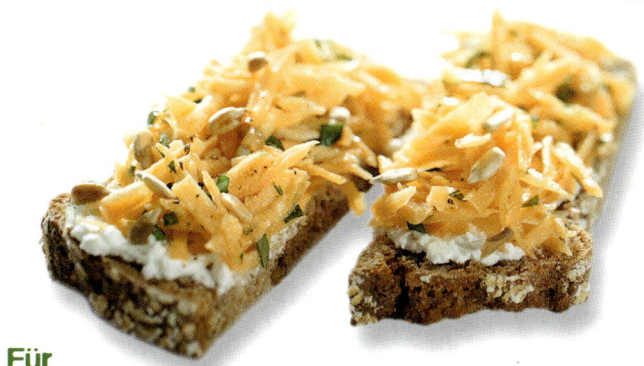

Tomatenreis mit Basilikum

50 g Naturreis in 150 ml Wasser etwa 25 Minuten sanft garen. 3 kleine, vollreife Tomaten achteln und in 1 Eßl. Olivenöl kurz anbraten. 1 Eßl. Tomatenmark mit 50 ml Gemüsebrühe verrühren und mit den Tomaten unter den Reis mengen. Mit 1 durchgepreßten Knoblauchzehe, Pfeffer und 1 Eßl. grob gehacktem Basilikum würzen, 1 Teel. frisch geriebenen Parmesan drüberstreuen.

Kartoffelschnee mit Frischkäsehaube

150 g Frischkäse (Magerstufe) mit 2 Eßl. gemischten, gehackten Kräutern und $1/2$ fein gehackten Schalotte mischen, kühl stellen. 300 g mehlig kochende Kartoffeln klein würfeln und in 200 ml Gemüsebrühe in 10 Minuten weich garen. Die Kartoffeln durch eine Presse drücken und mit 80 ml der Brühe kräftig verschlagen, mit Muskat würzen. Frischkäse auf den Kartoffelschnee setzen.

Für abends

Vollkornbrot mit Möhren

2 Möhren grob raspeln, je 1 Eßl. Zitronensaft, Olivenöl, gehackte Petersilie und geröstete Sonnenblumenkerne untermischen. Mit Pfeffer würzen. 1 große Scheibe Vollkornbrot dünn mit Magerquark bestreichen und die Möhren darauf verteilen.

Rohkost mit Dip

1 sehr kleine vollreife Avocado zerdrücken. 100 g Magerquark, Saft von $1/2$ Limette sowie je 1 fein gehackte Schalotte und Knoblauchzehe untermengen. Mit Hefeflocken und Pfeffer würzen. Je 1 kleine Paprikaschote, Selleriestange und Karotte in mundgerechte Stücke schneiden und in den Dip tauchen.

Salatteller »surprise«

2 Schalotten in dünne Ringe schneiden. Mit Blättern von 1 Kopfsalatherz und 150 g halbierten Cocktailtomaten in eine Schüssel geben. 2 Eßl. Apfelessig, 1 Teel. Honig, 1 Teel. Hefeflocken, 2 Eßl. Olivenöl, 1 fein gehackte Schalotte und 1 Eßl. gehackte Kapern verrühren, mit Pfeffer würzen. Mit dem Salat vermengen.

Feurige Kichererbsencreme

Je 1 Knoblauchzehe und Schalotte in 2 Eßl. Olivenöl andünsten. Mit 240 g Kichererbsen (aus der Dose), 2 bis 3 Eßl. Tomatenmark, Saft von $1/2$ Limette und 1 Teel. Curry pürieren. Mit Chilipulver feurig würzen. Auf 2 Vollkornknäckebrote oder Vollreiswaffeln streichen.

1. Fasten-tag

Ab heute geht's richtig los mit dem Fasten. Statt fester Nahrung führen Sie Ihrem Körper reichlich Flüssigkeit zu (Seite 32). Auf diese Weise wird er mit allen Vitalstoffen versorgt, und das Entgiften und Entschlacken wird kräftig unterstützt.

Mit der Darm-reinigung fängt's an

Damit auch Ihr Körper weiß, daß es soweit ist, sollten Sie gleich am Morgen Ihren Darm reinigen, das heißt ihn vollständig entleeren. Für ihn ist es das Zeichen, daß er auf sein »Fastenprogramm« umschalten muß.
Ihr Körper beginnt dann automatisch, auf seine Nähr-stoffdepots zurückzugreifen und sich von innen zu er-nähren. Gleichzeitig machen sich auftretende Hunger-gefühle schnell aus dem Staub.

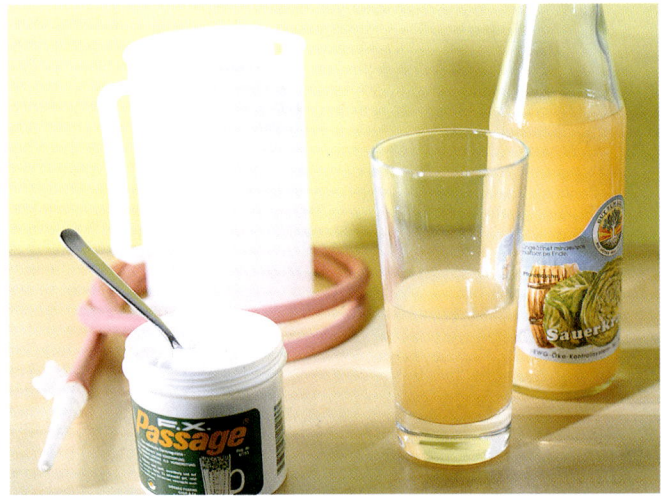

Die Darmreinigung ist der Einstieg ins Fasten. Es gibt verschiedene Möglichkeiten, vom Einlauf bis zu stark abführenden Salzen.

Wichtig – und gar nicht so schwierig

Wer seinen Darm noch nie entleert hat, dem ist beim Gedanken daran vielleicht etwas mulmig zumute. Es ist schlichtweg keine alltägliche Sache.
Aber das Ganze ist überhaupt nicht tragisch. Suchen Sie sich unter den verschiedenen Möglichkeiten der Darment-leerung eine aus. Auch für Sie ist bestimmt eine geeignete, angenehme Methode dabei. Und so wird's gemacht:

Wer ihn kennt, schwört drauf: der Einlauf

➤ Klistierbehälter (aus der Apotheke) mit lauwarmem Wasser füllen. Den Hahn am Schlauchende öffnen, etwas Wasser ablassen, damit Luft-blasen verschwinden, dann wieder schließen. Den Behäl-ter an der Stuhllehne oder Türklinke aufhängen und das untere Ende des Darmrohrs ein wenig einfetten. Auf den Boden knien, das Rohr so tief wie möglich in den After ein-führen, die Ellenbogen auf dem Boden abstützen. Hahn öffnen. Etwa 5 Minuten in dieser Haltung bleiben, bis alles Wasser eingelaufen ist. Dabei den Bauch entspannen und ruhig durchatmen.

➤ Oder einen Klistiergummiball 3- bis 4mal mit Wasser füllen und dieses in den Darm drücken.

➤ Praktisch für den Single-Haushalt: Wenn Sie einen Duschkopf mit variablem Wasserstrahl besitzen, stellen Sie ihn auf »einzelner Strahl«. Jetzt das lauwarme Wasser leicht aufdrehen und den Duschkopf dicht so an den After halten, daß das Wasser in den Darm laufen kann. Wenn Sie sich »voll« fühlen, aufhören.

Danach müssen Sie ziemlich rasch auf die Toilette: Wasser und Darminhalt möchten dringend raus.

Darmreinigung auf die sanfte Art

Wenn Ihr Stuhlgang normalerweise reibungslos funktioniert, reicht folgendes:

➤ Trinken Sie morgens nur 200 ml Sauerkrautsaft. Das kann ausreichen, um den Darm zu entleeren. In Toilettennähe bleiben!

Glaubersalz

➤ Geben Sie 30 g Glaubersalz (aus der Apotheke) mit einem Spritzer Zitronensaft in $1/2$ Liter lauwarmes Wasser. Sind Sie übergewichtig, haben eine träge Verdauung oder leiden öfters unter Verstopfung, dürfen es 40 g Glaubersalz auf $3/4$ Liter Wasser sein.
Trinken Sie das gelöste Salz in kleinen Schlucken. Mit wenig Pfefferminztee oder Obstsaft »nachspülen«, das vertreibt den bitteren Nachgeschmack.

Etwa 2 bis 3 Stunden in der Nähe einer Toilette bleiben, der Darm entleert sich plötzlich, fast wie beim Durchfall.

Bittersalz oder F.-X.-Passage-Salz

➤ Lösen Sie 2 Teelöffel Bittersalz oder 5 Teelöffel F.-X.-Passage-Salz (aus der Apotheke) in $1/4$ l lauwarmem Wasser auf, und trinken Sie es zügig. Auch hier mit durchfallartiger Entleerung rechnen.

● Achtung: Wer sehr schlank ist oder einen empfindlichen Magen hat, sollte kein Glauber-, Bitter- oder Passage-Salz nehmen, sondern lieber auf andere Weise abführen.

tip:

DAMIT DIE PILLE NICHT IM ABFLUSS VERSCHWINDET

Wenn Sie die Pille gewöhnlich morgens einnehmen, verschieben Sie das unbedingt auf mindestens 3 Stunden nach der Darmreinigung. So kann sie nicht mit dem flüssigen Darminhalt oder einer möglichen Magenentleerung (Seite 14 bis 17) ausgeschieden werden, und die Verhütung ist auf alle Fälle gesichert.

Speiseplan

FÜR DEN ERSTEN BIS FÜNFTEN FASTENTAG

● Zum Frühstück gibt es 2 Tassen Tee. Sie können sich jeden Tag eine andere Sorte oder Mischung aussuchen (Seite 32). Wer mag, darf den Tee mit 1 Teelöffel Honig süßen.

● Mittags und abends genießen Sie – heiß oder kalt – jeweils 1/4 Liter selbstgemachte Gemüsebrühe (Seite 34). Alternative: 50 ml Gemüsesaft aus der Flasche oder frisch gepreßt, den Sie mit 1/4 Liter Wasser auffüllen.

● Zwischendurch mindestens 2 Liter Mineral- oder Quellwasser trinken. Mit 1/2 Liter Tee Ihrer Wahl und 1/4 Liter Obst- und Gemüsesaft, den Sie 1:1 mit Wasser verdünnt haben, abwechseln. Pro Tag müssen es insgesamt 3 Liter sein, auch wenn Sie keinen Durst haben – das ist wichtig fürs Entgiften!

● Saugen Sie ab und zu eine Zitronenspalte aus, das erfrischt und sorgt für einen angenehmen Atem.

Satt trinken, nichts essen

Feste Nahrung bekommen Sie in den nächsten fünf Tagen nicht, statt dessen trinken Sie reichlich. Durch Brühen und Säfte führen Sie Ihrem Körper Vitamine und Mineralstoffe zu.

➤ Wichtig: Trinken Sie alles in Ruhe Schluck für Schluck. Genießen ist angesagt. Sollten Sie Hunger verspüren: Einfach noch etwas mehr trinken, das hilft.

Balsam für die Seele

Faulenzen und es sich so richtig gut gehen lassen, ist heute die Devise.

➤ Stellen Sie sich in einer Thermoskanne Ihren Lieblingstee bereit. Am besten eine Wärmflasche auf den Bauch, in eine Decke wickeln und ab aufs Sofa. Lassen Sie Ihren Gedanken freien Lauf, träumen Sie vor sich hin. Beruhigend wirkt auch sanfte Musik, bei der Sie nebenbei meditieren können.

➤ Beim Malen, Töpfern oder einer anderen künstlerischen Betätigung kommen viele auch auf andere Gedanken und entspannen sich.

Besonders angenehm: vom Partner verwöhnt werden.

Locker lassen, es wird massiert

➤ Setzen Sie sich mit freiem Oberkörper gerade und mit entspannten Muskeln auf einen Stuhl. Ihr Partner stellt sich hinter Sie und verstreicht sanft einige Tropfen duftendes Körperöl auf Ihren Schultern. Dann legt er seine Hände auf Ihre Schulterpartien und streicht nur mit den Daumen von der Wirbelsäule in Richtung Schulterblätter. Kurze Pause. Nun massiert er in kreisenden Bewegungen mit leichtem Druck. Jeder Vorgang dauert etwa 5 Minuten.

Für Zwischendurch

➤ Auch ein bißchen Bewegung tut gut: einige Runden Schwimmen, Stretching oder ein wenig Tanzen. Dabei tief ein- und ausatmen, das wirkt einer möglichen Übersäuerung des Körpers entgegen.

➤ Auf heiße Vollbäder und Sauna sollten Sie heute verzichten, das bringt den Kreislauf zu sehr durcheinander.

Schwindelig?
Akupressur hilft

Sollten Sie sich wegen der Blutzuckersenkung etwas schwindelig fühlen, hilft Akupressur (siehe auch Seite 15).

● Ertasten Sie zwischen den Augenbrauen ein kleines Tal zwischen den Knochen. Mit dem Finger leicht auf den Punkt drücken und dabei in kleinen Kreisen bewegen.

● Setzen Sie je einen Finger auf die Gruben hinter dem Ohrläppchen. Bewegen Sie sie dann waagerecht in Richtung Wirbelsäule, auf halber Strecke stoppen. Kopf zur Seite drehen. Entsteht zwischen den Muskelsträngen eine Vertiefung, liegen Sie genau richtig.
Diese Punkte mit jeweils zwei Fingern etwa 1 Minute mit leichtem Druck pressen.

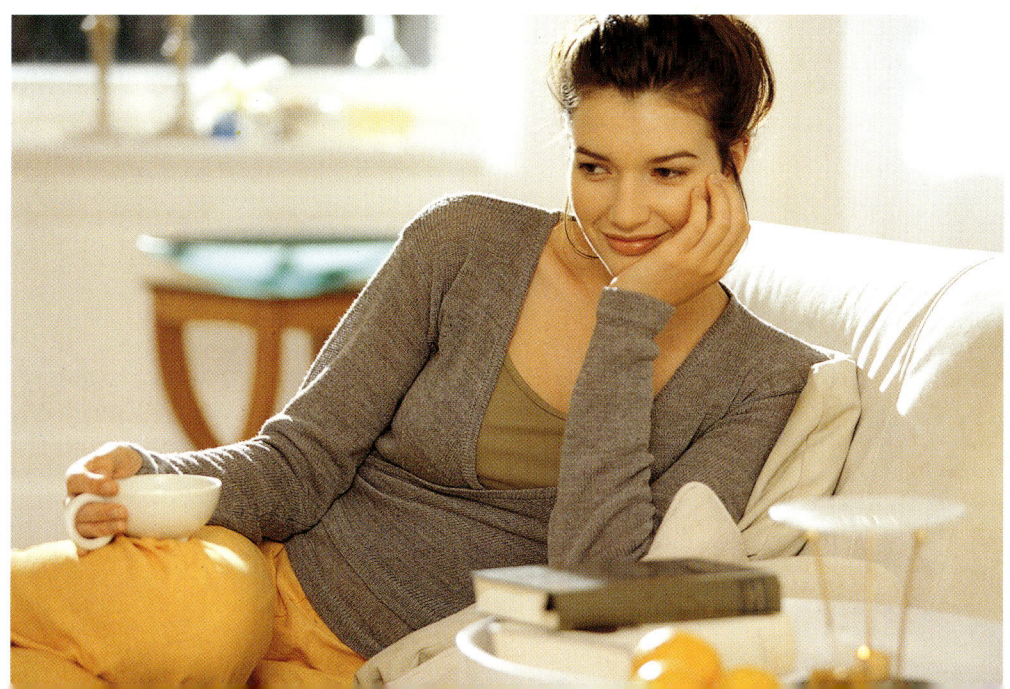

2. Fasten-tag

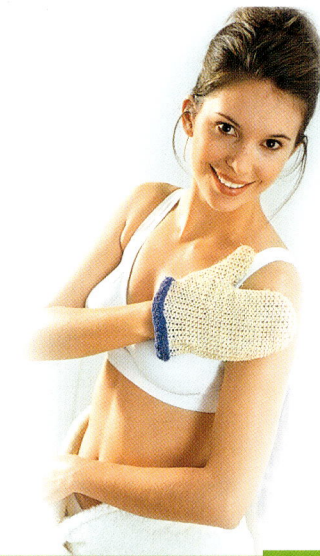

Wie geht's Ihnen?

Da Ihr Körper sich noch nicht 100%ig auf die Ernährung von innen umgestellt hat, sind Blutzuckerspiegel und Blutdruck recht niedrig. Wundern Sie sich nicht, wenn Sie etwas wackelig auf den Beinen sind. Beim Aufstehen kann Ihnen auch ein wenig schwindelig sein.

Den Kreislauf anregen

➤ Machen Sie deswegen zuerst im Bett ein paar Dehnübungen, bevor Sie langsam aufstehen.

➤ Wechselduschen oder Trockenbürsten ist auch sehr hilfreich. Das Bürsten sorgt zudem für eine gut durchblutete Haut und herrlich rosigen Teint.

➤ Wählen Sie zum Frühstück einen Tee zum Muntermachen (Seite 32), das bringt den Kreislauf endgültig in Schwung.

Viel trinken & Ruhe!

➤ Gegen die eine oder andere Beschwerde, die noch auftreten kann (Seite 14) und gegen Hunger hilft, viel zu trinken – Wasser oder Tee!

➤ Auch heute brauchen Sie viel Ruhe und Zeit für sich selbst, also nur keinen Streß!

tip:

SAMTWEICHE HAUT DURCH TROCKENBÜRSTEN

➤ Beine, Po, Arme und Dekolleté bearbeiten Sie in kreisenden Bewegungen zum Herzen hin mit zwei Luffa-Handschuhen. Für den Rücken brauchen Sie ein Massageband.
Mit dem Fuß des rechten Beines fangen Sie an, dann beim linken weitermachen. Es folgen rechter und linker Arm, dann Po, Bauch, Rücken und Dekolleté. Bei Krampfadern und Besenreisern die Beine nicht massieren.

Neuigkeiten fürs Tagebuch

➤ Schreiben Sie auf, wie Sie sich heute fühlen oder was sonst so in Ihrem Kopf herumschwirrt. Wenn Sie das nächste Mal fasten, haben Sie vieles bereits vergessen und können so nachlesen, vergleichen und sich vielleicht wertvolle Tips holen.

➤ Wenn Sie möchten, notieren Sie Ihr morgendliches Gewicht. Nach dem Entlastungstag und der Darmentleerung haben Sie einige Pfunde verloren, allerdings vorwiegend durch Wasserverlust. Ab heute aber greift der Körper auf seine Fettreserven zurück.

3. bis 5. Fastentag

Ab jetzt läuft alles stabiler, die Steuerung von innen funktioniert reibungslos. Nur Ihre Leber braucht volle Unterstützung, da sie auf Hochtouren arbeitet, um Ihren Körper zu entgiften. Also weiterhin viel trinken!

➤ Hin und wieder ein Leberwickel regt die Durchblutung der Leber an, so daß sie besonders gut arbeiten kann. Die feuchte Wärme des Wickels leistet da Schützenhilfe.

➤ Übrigens: Von nun an können Sie alles tun, worauf Sie Lust haben, auch für Sport sind Sie fit. Allerdings nur, wenn es um Dauerleistung geht wie beim Bergwandern; schneller Krafteinsatz belastet den Kreislauf.

Wichtig: Darmreinigung

➤ Am dritten und fünften Fastentag sollten Sie unbedingt den Darm wieder entleeren, um einer Rückvergiftung (Kopf- und Gliederschmerzen, Nervosität und Verstimmungen sind ein Anzeichen dafür) vorzubeugen.

tip:

LEBERWICKEL

Lassen Sie sich für den Leberwickel ausreichend Zeit, planen Sie etwa 30 Minuten ein.

➤ Ein kleines Handtuch mit warmem Wasser anfeuchten, zwei Wärmflaschen füllen. Eine Decke und zwei weitere Handtücher bereitlegen. Beruhigende Musik anmachen.
Bequem hinlegen. Das feuchte Tuch zwischen den zwei trockenen Handtüchern in Höhe der Leber auf den Bauch legen (unterhalb des rechten Rippenbogens). Eine der Wärmflaschen darauf, die anderen an den Füßen plazieren. Zudecken und ruhen, dabei tief und gleichmäßig atmen.

Falls Sie vergessen haben, wie es geht, schlagen Sie auf Seite 26 nach.

➤ Vertrauen Sie weiterhin Ihre Gedanken und Wünsche Ihrem Tagebuch an. Auch Träume können Sie darin festhalten. Falls Sie am Ende der Fastentage Ihr jetziges Gewicht mit dem Startgewicht vergleichen möchten, wiegen Sie sich am Morgen des letzten Fastentages.

➤ Trockenbürsten (Seite 30) verschafft Ihnen ein wohliges Gefühl.

➤ Treiben Sie Ausdauer-Sport: Wandern, Radfahren, Schwimmen, Gymnastik und auch Sauna sind optimal.

Das gibt's zu
trinken

Verwöhnen Sie Ihren Gaumen an den Fastentagen mit frisch gebrühtem Tee sowie Frucht- und Gemüsesäften. Bei den folgenden Vorschlägen dürfte für jeden Geschmack etwas dabei sein.

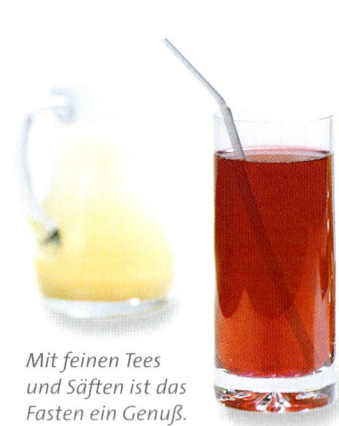
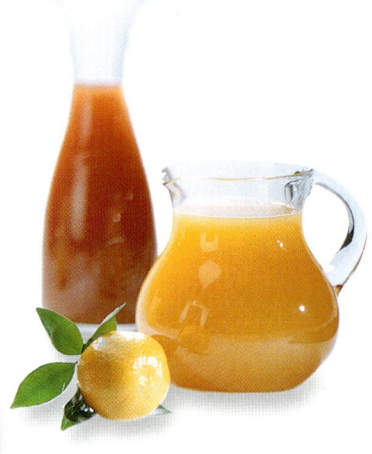

Mit feinen Tees und Säften ist das Fasten ein Genuß.

Tees mit Wirkung

➤ Die folgenden Teemischungen können Sie sich in der Apotheke oder in einem Kräuterteeladen zusammenstellen lassen, alle Kräuter im Verhältnis 1:1.
Fertige Mischungen erhalten Sie in Naturkostläden oder im Reformhaus.
➤ Wechseln Sie die Teesorten und -mischungen während der Fastenwoche immer wieder. Das macht Laune und unterstützt Ihren Körper in allen Bereichen.
➤ Jeweils 4 Eßlöffel Teeblätter mit 1 Liter kochendheißem Wasser aufgießen und 5 Minuten ziehen lassen oder nach Packungsaufschrift

zubereiten. Durch ein Sieb in eine Thermoskanne abfüllen. Sie können die Tees natürlich auch tassenweise zubereiten.

Mischungen, die ...

... entgiften und entschlacken

● Löwenzahn, Pfefferminze und Brennessel
● Mate, Mariendistel, Talgdrüsenkraut und Wermut
● Hagebutte, Himbeerblätter und Maisbart
● Birkenblätter, Schachtelhalm und Brunnenkressekraut

Fertige Mischungen:
● Neumondtee
● Abnehmender-Mond-Tee
● Nieren- und Blasentee

... beruhigen, entspannen, für Gelassenheit sorgen

● Rooibos, Melisse und Lindenblüten
● Frauenmantel, Baldrian und Sonnenblumenblüten
● Mate, Orangenblüten und Sarsaparillewurzel
● Hopfenblüten, Ringelblume und Johanniskraut

... munter machen und Schwung verleihen

● Mate, Rosmarin, Maisbart
● Grüner Tee, schwarzer Gingseng und Lemongras

... Magen und Darm besänftigen

● Kamille, Petersilienwurzel oder -früchte und Wacholderbeeren

● Rooibos, Passionsfrucht-
blume, Süßholzwurzel und
Zimtrinde
● Melisse, Himbeerblätter
und rotes Sandelholz
● Pfefferminze, Ringelblume
und grüner Hafer

… Pfunde purzeln lassen

● Pu-Erh-Tee, Maisbart und
Orangenschale

➤ Bestens zum Fasten geeig-
net sind auch ayurvedische
Teesorten (Wirkungen siehe
Herstellerangaben).

Gemüse- und Fruchtsäfte

Wenn Sie ausreichend Zeit
haben und einen Entsafter
besitzen, bereiten Sie die
Säfte immer frisch zu.
➤ Kaufen Sie Obst, Gemüse
und Kräuter aus biologi-
schem Anbau, und trinken
Sie die Säfte sofort, damit Sie
in den vollen Genuß von
Vitaminen und Mineralstof-
fen kommen.
➤ Wieviel Obst und Gemüse
Sie zur Safterstellung

benötigen, entnehmen Sie
der Geräteanleitung.
➤ Mehr als $1/4$ Liter Saft pro
Tag sollte es nicht sein (siehe
auch Seite 28).
➤ Nachfolgend finden Sie
einige Vorschläge von Frucht-
oder Gemüsekombinationen,
die besonders lecker sind.
➤ Sie können natürlich jede
Obstsorte auch separat ent-
saften.

tip:

GUTES TIMING

Trinken Sie den größten Teil
Ihres Flüssigkeitspensums
bis zum späten Nachmittag
gegen 16 Uhr, damit Sie
nachts durchschlafen kön-
nen und nicht ständig auf
die Toilette müssen.

Verführerische Fruchtdrinks

● Orangen, Mango und
Banane
● Kiwi, Ananas und Birne
● Erdbeeren, Himbeeren
und Brombeeren
● Heidelbeeren, Holunder
und Apfel

● Kirschen, Äpfel, Birnen
und Rharbarber
● Weintrauben und
Pflaumen
● Johannisbeeren, Papaya
und Banane

Bunte Gemüsecocktails

● Äpfel und Sellerie
● Rote Bete, Sellerie und
Karotten
● Tomaten, Knoblauch
und Hagebutten
● Salatgurke, Brennessel
und Kohlrabi
● Paprika, Artischocken
und Karotten

Fertigsäfte

Das Richtige für Eilige sind
fertige Säfte aus der Flasche.
Naturbelassen, ohne Zucker,
Salz, Konservierungsstoffe
und andere Zusätze sollten
sie sein. Kaufen können Sie
sie in Reformhäusern und
Naturkostläden.

➤ Aus den Fertigsäften können Sie sich natürlich auch
Ihre eigenen Cocktails mixen,
ganz nach persönlichem
Geschmack.

Köstliche Brühen zum Trinken

Je frischer die Zutaten sind, um so besser – und vom Bioladen sollten sie sein. Das sind die besten Voraussetzungen für eine vitamin- und mineralstoffhaltige Brühe.

➤ Die Zutaten aller Rezepte sind für $^1/_2$ Liter berechnet.

➤ Gönnen Sie sich eine bunte Brühen-Vielfalt, zumal die Gemüseeinlagen für die Aufbautage benötigt werden (Seite 36/37)! Frieren Sie also nach dem Abseihen der Brühe das jeweilige Gemüse ein, entfernen Sie vorher aber Gewürze wie Zitronengras und -blätter, Zwiebelhälfte und Minzezweige.

Karottenbrühe »Asia«

1 Karotte
4 kleine Maiskölbchen
1 Stange Sellerie
1 Stange Zitronengras
5 Zitronenblätter
2 Teel. Hefeflocken

1. Karotte, Mais und Sellerie in etwa 1 cm große Stücke

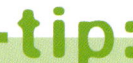

GENIESSEN IST ANGESAGT

Trinken Sie alle Fastengetränke langsam Schluck für Schluck. Behalten Sie jeden Schluck kurze Zeit im Mund und »kauen« Sie ihn ganz genüßlich.

schneiden. Zitronengras und -blätter längs halbieren.

2. Vorbereitete Zutaten mit Hefeflocken in $^3/_4$ l Wasser geben und 30 Minuten sanft köcheln lassen. Dann Brühe durch ein Sieb gießen.

Kartoffelbrühe mit Lauch

2 kleine festkochende Kartoffeln
2 kleine Stangen Lauch
1 kleine Petersilienwurzel
$^1/_2$ Zwiebel
2 Teel. Hefeflocken

1. Kartoffeln, Lauch und Petersilienwurzel in 1 cm große Stücke schneiden. Die ungeschälte halbe Zwiebel auf der Schnittfläche ohne Fett anrösten.

2. Vorbereitete Zutaten mit Hefeflocken in $^3/_4$ l Wasser geben und 30 Minuten sanft köcheln lassen. Dann Brühe durch ein Sieb gießen.

Brühe von Kräutern

1 großes Bund gemischte Kräuter (z. B. Oregano, Zitronenthymian, Petersilie und Rosmarin)
1 Eßl. rote Pfefferkörner
2 Knoblauchzehen
2 Teel. Hefeflocken
Saft von $^1/_2$ Zitrone

1. Kräuterbund mit Pfefferkörnern, ungeschälten Knoblauchzehen und Hefeflocken in $^3/_4$ l Wasser geben, 30 Minuten sanft köcheln lassen.

2. Brühe abseihen, mit Zitronensaft abschmecken. (Suppeneinlage muß nicht eingefroren werden.)

Kalte Tomatenconsommé

500 g vollreife Tomaten
1 Knoblauchzehe
$^1/_2$ Zwiebel
2 Teel. Hefeflocken
3 Zweige Minze

1. Tomaten quer halbieren und entkernen, die Hälften vierteln. Knoblauch und Zwiebel fein hacken.

2. Vorbereitete Zutaten und Hefeflocken in 3/4 l Wasser geben und 30 Minuten sanft köcheln lassen.

3. Minzezweige einlegen und die Consommé abgedeckt im Kühlschrank vollkommen auskühlen lassen.

4. Durch ein feines Haarsieb (eventuell mit Mulltuch auslegen) ablaufen lassen.

Brühe aus Spargel

300 g weißer oder grüner Spargel
2 Teel. Hefeflocken
Saft von 1/2 Zitrone
1 kleines Bund Kerbel

1. Weißen Spargel ganz schälen, bei den grünen Stan-

gen nur den unteren Teil. Die Enden der Spargelstangen abschneiden.

2. Schalen und Enden mit Hefeflocken und Zitronensaft in 3/4 l Wasser geben. 20 Minuten sanft köcheln lassen.

3. Spargelstangen und Kerbel dazugeben, in etwa 10 Minuten sanft bißfest garen. Alles durch ein Sieb gießen.

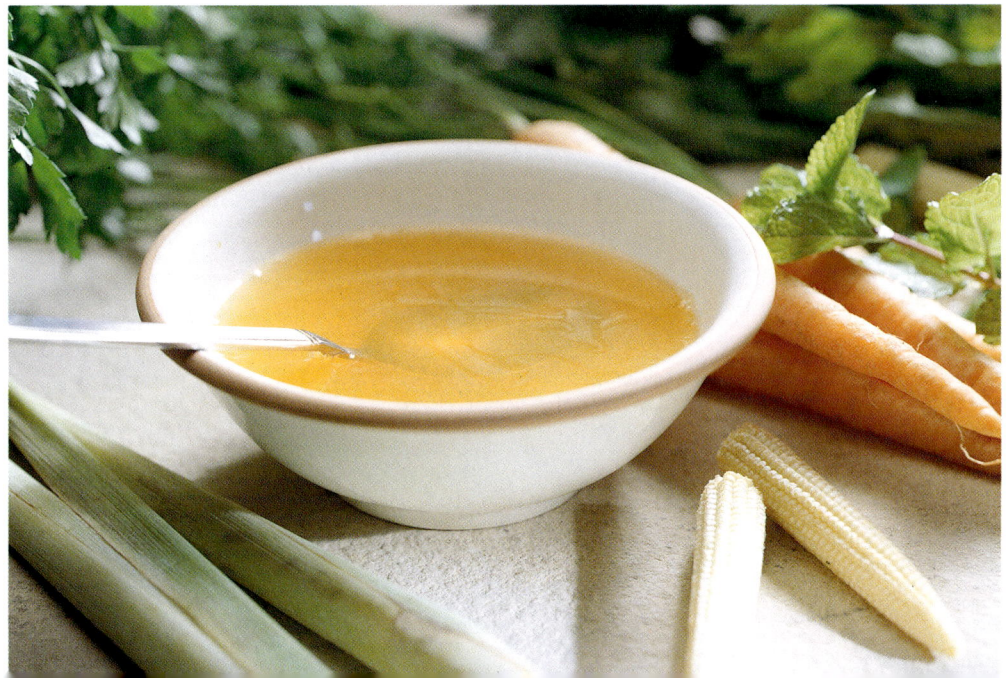

Zwei
Aufbau-
tage

Nach einigen Tagen ohne feste Nahrung dürfen Sie heute wieder etwas essen. Da Ihr Körper während des Fastens keine Verdauungs-säfte hergestellt hat, müssen Sie ihm ein wenig Zeit geben, bis er sich wieder an eine Produktion gewöhnt hat.

Langsam beginnen!

➤ Nach fünf Fastentagen sind in jedem Fall zwei Tage nötig, bis die Verdauungssäfte wieder normal fließen und auch Ihr Darm wie vorher funktioniert.
➤ Genießen Sie das erste Eßbare mit viel Ruhe, und kauen Sie äußerst gründlich. Wenn Sie satt sind, hören Sie einfach auf! Achten Sie auf die Signale Ihres Körpers.
➤ Kümmern Sie sich auch um Geist und Seele. Viel Ruhe und Zeit, Geborgenheit – das ist in den nächsten bei-den Tage ebenso wichtig.

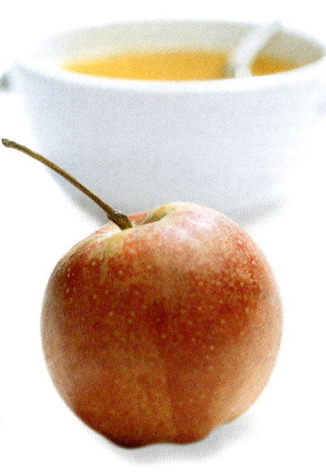

➤ Kulinarisch verwöhnen Sie sich mit den folgenden kalorienreduzierten Menüs. Jedes ist für 1 Portion berech-net, also bei mehreren Perso-nen die Mengen erhöhen.

Zwischendurch

Weiterhin viel Trinken: Mineral- oder Quellwasser und alle Tees von Seite 32.

Menü
»Erster Aufbautag«

Morgens

2 Tassen dampfender Tee Ihrer Wahl wecken Sie an diesem Morgen.

Vormittags

Mit 1 rohen oder gedünste-ten Apfel brechen Sie das Fasten. Langsam kauen!

Mittags

● *Zucchini-Kresse-Süppchen:* Je 1 gehackte Schalotte und Knoblauchzehe in 1 Eßl. Oli-venöl andünsten. 1 kleine Zucchini (mit Schale) dazu-raspeln und mit andünsten. Mit $1/4$ l Gemüsebrühe auf-gießen und 5 Minuten köcheln lassen, pürieren. 1 Handvoll Kresse untermi-schen, mit 1 Teel. frisch gerie-benem Parmesan bestreuen.

Abends

● *Feine Tomatencreme:* Das aufgetaute Gemüse der Tomatenconsommé (Seite 34) fein pürieren, erhitzen. Mit gekörnter Brühe würzen, 1 Eßl. fein geschnittene Minze darüber streuen.
● 1 Vollkorn-Reiswaffel oder 1 Scheibe Knäckebrot.
● 500 g Buttermilch mit 1 Eßl. Leinsamen mischen, Schluck für Schluck trinken.

Menü
»Zweiter Aufbautag«

Morgens

● 1 Glas Sauerkrautsaft oder frischer Traubensaft fördert die Darmtätigkeit. Dazu gibt es wieder Tee Ihrer Wahl.

● *Karibischer Fruchtteller:*
1 kleine Banane, 1/2 Mango und 1 Baby-Ananas in dünne Scheiben oder Spalten schneiden und auf einem Teller anrichten. 2 Teel. Honig mit 6 Eßl. Kokosmilch mischen und darüber gießen.

Mittags

● *Mexikanischer Zucker-schotensalat:*
120 g Zuckerschoten quer halbieren und in Salzwasser bißfest garen, abschrecken. Mit 1/2 fein gehackten Zwiebel, 3 Eßl. gegarten Maiskörnern und 1 Eßl. gehacktem Koriandergrün vermengen. 2 Eßl. Apfelessig, 1 Teel. gekörnte Brühe, 1 Teel. Honig, 1 Eßl. Olivenöl und

1 durchgepreßte Knoblauch-zehe verrühren und untermischen. Salat etwa 30 Minuten marinieren.

● *Gemüsepfanne:*
Das aufgetaute Gemüse der Karotten- und Kartoffelbrühe (Seite 34) gut abtropfen lassen. In 1 Eßl. Olivenöl kurz anbraten, 1 Eßl. gemischte, gehackte Kräuter darüber streuen.

● *Frischer Fruchtjoghurt:*
150 g Magermilchjoghurt mit 2 Eßl. Fruchtaufstrich und 1 Eßl. Leinsamen vermischen.

Abends

● *Rohkost mit Sprossen:*
1/2 Apfel und 1 kleine Möhre raspeln. Mit dem Saft von 1/2 Limette, 1/2 Teel. Hefeflocken und 1 Teel. Honig mischen. 1 Handvoll Alfalfa-Sprossen und

1 Eßl. Sonnenblumenkerne untermischen.

● *Bulgursuppe mit Spargel:*
1 fein gehackte Schalotte und 3 Eßl. Bulgur in 1 Eßl. Margarine andünsten. Mit 350 ml Gemüsebrühe aufgießen und 15 Minuten köcheln lassen. Den aufgetauten Spargel der Spargelbrühe (Seite 35) in etwa 2 cm lange Stücke schneiden und untermischen.

● 175 g Dickmilch mit 5 Eßl. Kokosmilch und 1 Eßl. Leinsamen verrühren. 1 Eßl. hell gebräunte Kokosflocken darüber streuen.

➤ Sollte Ihnen das heutige Menü nicht zusagen, dürfen Sie auch auf die Rezepte des Entlastungstags zurückgreifen. Aber achten Sie darauf, daß die Portionsgrößen in etwa gleich sind.

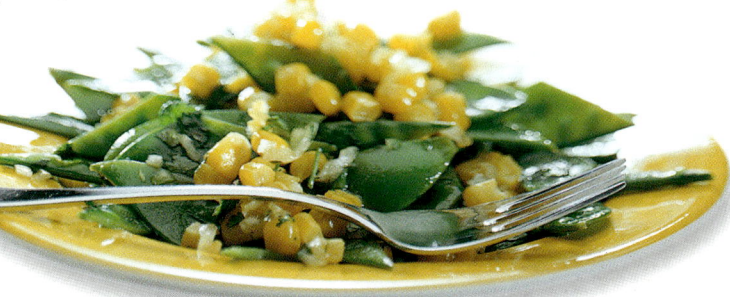

Richtig
essen &
leben

nach dem Fasten

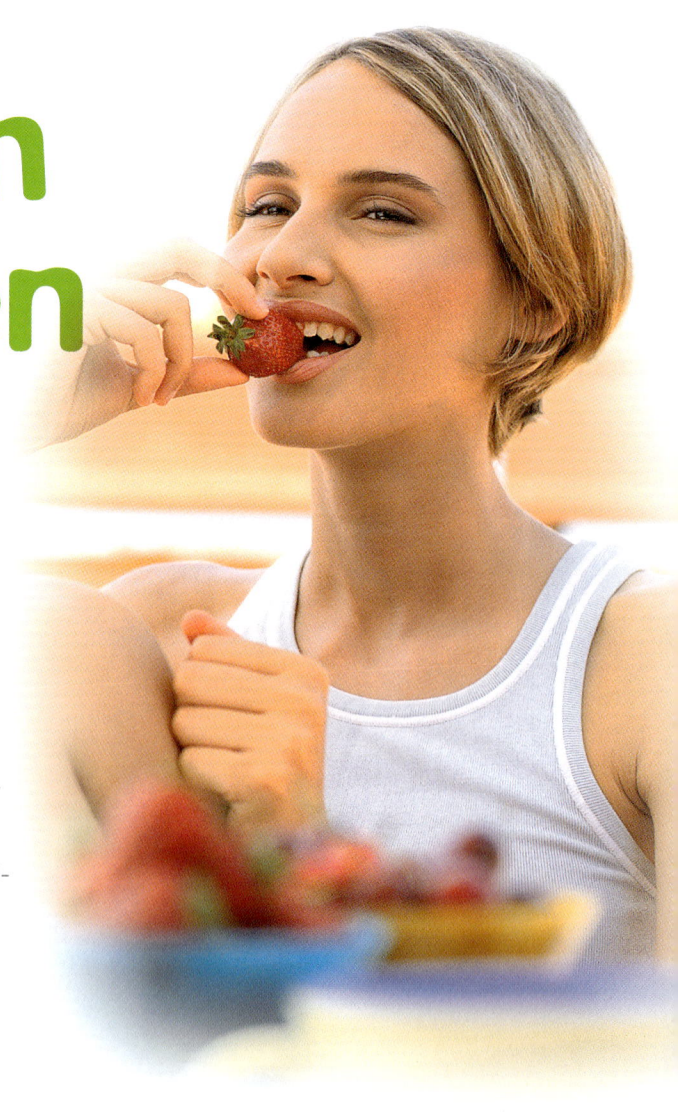

Nach einer Woche Fasten fühlen Sie sich so richtig pudelwohl. Damit dieses Gefühl anhält, Sie weiterhin mega-fit bleiben und Ihre neu gewonnene Power nicht wieder verlieren, werfen Sie einfach falsche Ernährungs- und Eßgewohnheiten über Bord. Wie es danach weitergeht, verrät Ihnen dieser Teil des Buches.

Schlank und mega-fit
auf Dauer

Diese eine Woche Fasten war für Ihren Körper Erholung pur. Gift- und Schlackstoffe sind ausgeschieden, der Darm ist gründlich gereinigt. Auch Geist und Seele waren eine Woche in Kur und sind gut erholt.
Wenn Sie nun weiterhin auf Ihre Ernährung achten und auch ein paar ungesunde Lebensgewohnheiten ad acta legen, bleiben Sie das ganze Jahr über mega-fit und strotzen nur so vor Gesundheit.

Das Richtige essen

➤ Forsten Sie doch gleich mal Ihre alten Vorräte durch, und misten Sie so richtig aus.
➤ Naturbelassene Lebensmittel und eine ausgewogene Vollwertkost sind ab jetzt einer Ihrer Schlüssel zum Erfolg. Wenn Sie sich auf diese Weise ernähren, geben Sie Ihrem Körper rund um die Uhr alle lebensnotwendigen Nährstoffe und ausreichend Ballaststoffe genau im richtigen Verhältnis.
Mit vollwertigem Essen nehmen Sie keine unnötigen Kalorien zu sich, sorgen für eine gut funktionierende Verdauung und können Ihr Gewicht halten – oder sogar weitere überflüssige Pfunde nach und nach verlieren.
➤ Was Sie dafür in den Einkaufskorb packen dürfen und was Sie daraus zaubern können, steht auf den nächsten Seiten.

Ruhe und Bewegung

➤ Lassen Sie alle Hektik fahren! Jegliche Arbeit können Sie mit Ruhe und einem Hauch Gelassenheit erledigen. Streß ist meistens reine Kopfsache.
➤ Auch beim Essen sollten Sie sich ausreichend Zeit lassen, und Sie sollten Ablenkungen vermeiden – das tut der Verdauung gut.
➤ Regelmäßige Bewegung und Sport sorgen für Energieverbrauch und halten fit.

tip:

WEITER ABNEHMEN

➤ Wiegen Sie sich regelmäßig, um das Gewicht zu überprüfen. Sollte der Zeiger wieder etwas weiter ausschwenken: Zwischendurch einen Tag nichts essen, nur Mineralwasser und verdünnte Säfte trinken oder einen Entlastungstag einlegen.

➤ Nicht einkaufen gehen, wenn Sie hungrig sind, das verleitet zum ungewollten Groß-Shopping. In jedem Fall einen konkreten Einkaufszettel mitnehmen, an den Sie sich halten können.

➤ Weitere Fastenwochen in regelmäßigen Abständen – etwa alle 2 bis 3 Monate – helfen, erneut Pfunde zu reduzieren, um nach und nach auf Ihr Wunschgewicht zu kommen.

➤ Kleine Maßnahme, große Wirkung: nach 18.00 Uhr wenig oder gar nichts mehr essen.

Ganz einfach
rundum gesund

Vollwertige Ernährung und eine gesunde Lebensweise sind kein Buch mit sieben Siegeln. Zu beachten gilt es nur einige wenige, aber entscheidende Punkte.

Das kommt in den Einkaufskorb

● Das A und O der Vollwertkost sind Kräuter, Gemüse, Kartoffeln, Obst – alles frisch und voller Nähr- und Ballaststoffe. Optimal ergänzt wird das Ganze durch Nüsse, Samen und Hülsenfrüchte wie Bohnen oder Erbsen. Sie wirken positiv auf den Säure-Basen-Haushalt.

● Milch, Milchprodukte, Käse, Eier, Butter und kaltgepreßte Pflanzenöle können Sie ebenfalls in Ihren Einkaufskorb legen. Aber bitte nicht zuviel!

● Getreide, Reis und Produkte daraus (aber nur solche, die aus dem ganzen Korn hergestellt wurden) sind auch mit dabei. Übliches weißes Weizenmehl und alles, was daraus hergestellt wird, bleibt am besten im Regal.

● Fleisch, Wurstwaren, Fisch und Meeresfrüchte kommen zwar etwas seltener auf den Tisch, sind aber keineswegs verboten: etwa 2mal pro Woche reicht aus. Tierisches Eiweiß spielt in der Vollwertkost schlichtweg nur eine Nebenrolle.

● Weißen Zucker und alle Produkte, die ihn enthalten, sollten Sie verbannen. Gesüßt wird statt dessen mit Honig, Ahornsirup, Vollrohrzucker oder ähnlichem.

● Fertigprodukte oder Lebensmittel aus Dosen oder Gläsern nur in Notfällen verwenden, sie enthalten kaum noch Nährstoffe.

Trinken ist wichtig

● Mindestens 2 Liter Kräutertee, Mineralwasser und ungesüßte Säfte pro Tag trinken. Das schwemmt Schlack- und Giftstoffe aus und macht außerdem satt.

● Kaffee und schwarzen Tee nur in Maßen genießen: ausreichend ist 1 Tasse pro Tag. Eventuell durch Malzkaffee oder einen anderen anregenden Tee (Seite 32) ersetzen. Nicht oder kaum süßen!

info:

Wo gibt es was?

● In Naturkostläden finden Sie eigentlich alle Lebensmittel, die für eine vollwertige Ernährung wichtig sind.

● Obst, Gemüse und Kräuter bekommen Sie außerdem beim Biobauern oder auf dem Markt. Praktische Alternative: die »Grüne Kiste«. Auf Bestellung wird Ihnen wöchentlich ein Karton mit einheimischem Gemüse der Saison geliefert. Der Umfang kann frei gewählt werden.

● Fleisch, Fisch & Co. sollten Sie beim Fachhändler Ihres Vertrauens kaufen, dann können Sie sich auf gute Qualität verlassen.

Wohl bekomm's!

Auch, *wie* Sie essen, gehört zur gesunden Ernährung:

➤ Lassen Sie aufgestauten Ärger und Streß vor der Tür! Nebenbei fernzusehen, zu lesen oder am Computer zu spielen scheidet aus. Nur so können Sie Ihrem Essen die nötige Aufmerksamkeit schenken.

➤ Kauen Sie jeden Bissen gründlich, das erleichtert Magen und Darm die Arbeit.

➤ Überessen Sie sich nicht! Wenn das erste Sättigungsgefühl eintritt, langen Sie nicht noch einmal zu. Auch Reste von zu großen Portionen einfach stehen lassen!

Fitness & Beauty

Neben einer gesunden Ernährung gehört auch regelmäßige Bewegung mit ins Vollwert-Programm. Das stärkt die Muskeln und hält Sie auch geistig fit.

➤ Wandern Sie, nehmen Sie die Treppe statt des Aufzugs, probieren Sie es mit Walking!

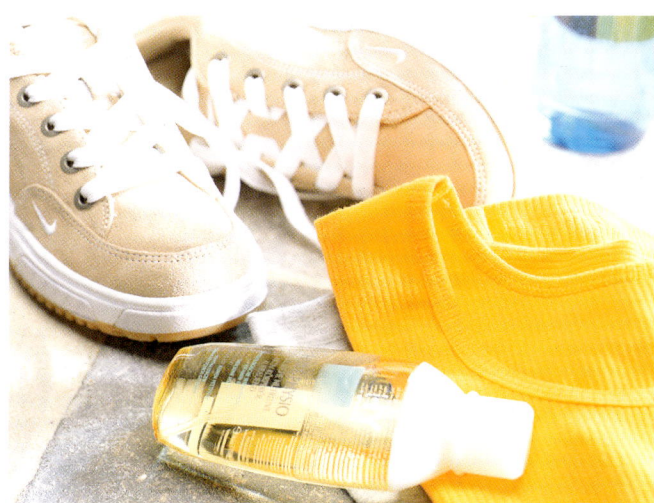

Neben gesundem, abwechslungsreichem Essen sorgen Bewegung und Körperpflege für Fitness und ein wunderbares Wohlfühl-Feeling.

Mit Walking kommen Sie auf Touren

➤ Turnschuhe und Jogginghose anziehen – und los geht's. Zügig gehen, dabei die Ferse aufsetzen und über Ballen und Zehen abrollen, die Knie immer leicht gebeugt lassen. Ellenbogen anwinkeln und die Arme mitschwingen. Einmal pro Woche 30 Minuten, das genügt. Wenn Sie nicht so fit sind: im 5-Minuten-Rhythmus immer wieder 2 Minuten langsam gehen.

Gesund: Wechseldusche

➤ Brausen Sie sich abwechselnd heiß und kalt ab, das regt die Durchblutung an. Ihre Muskeln entspannen sich, die Haut wird rosig und das Bindegewebe straffer.

➤ Verstärken können Sie die Wirkung, indem Sie sich mit einem Luffa-Schwamm oder Meersalzpeeling massieren (Seite 30).

➤ Zum Schluß die Haut mit einem verführerisch duftenden Körperöl eincremen!

Vollwertig essen
Rezeptideen

Entdecken Sie die Vollwertküche! Die nächsten beiden Seiten laden Sie zu einer kleinen Kostprobe ein.

➤ Alle Rezepte sind wieder für 1 Portion berechnet.

Zum Frühstück

Beeren-Hirse mit Mandeljoghurt

3 Eßl. Hirse
3 Teel. Vollrohrzucker
je 1 kleines Stück
*   Zimtstange und*
*   unbehandelte*
*   Zitronenschale*
1 Eßl. gehackte Mandeln
150 g Magermilchjoghurt
2 Eßl. süße Sahne
150 g frische Beeren
*   nach Wahl*

1. Hirse mit 80 ml Wasser, 1 Teel. Zucker, Zimt und Zitronenschale aufkochen und in etwa 25 Minuten bei geringer Hitze ausquellen lassen.

2. Mandeln bei geringer Hitze goldbraun rösten, 2 Teel. Zucker darüber streuen und karamelisieren lassen. Joghurt und Sahne kräftig verschlagen.

3. Zitrone und Zimt aus der Hirse nehmen. Beeren untermischen, auf einen Teller geben. Joghurt darauf verteilen, Mandeln darüber streuen.

Bagel-Sandwich

1 sehr kleine Tomate
1 Vollkornbagel (ersatz-
*   weise Vollkorn-*
*   brötchen)*
*   1 Eßl. Hüttenkäse*
*   2 bis 3 kleine*
*   Salatblätter*
*   1 große Scheibe*
*   halbfester*
*   Schnittkäse*

1 Scheibe Frühstücksspeck
etwas Gartenkresse

1. Die Tomate in dünne Scheiben schneiden. Bagel quer halbieren, die untere Hälfte mit dem Hüttenkäse bestreichen.

2. Salat, Tomate, Käse und Speck darauf legen, Kresse darüber streuen. Die obere Bagelhälfte darauf legen.

Kleine Snacks

Käsebrot mit Kräutern

1 Scheibe Bauernbrot
50 g Ziegenfrischkäse
2 Eßl. fein geschnittene Kräu-
*   ter (z.B. Schnittlauch, Basi-*
*   likum, Petersilie)*
Pfeffer aus der Mühle

1. Den Frischkäse mit der Sahne glattrühren und auf das Brot streichen.

2. Die Kräuter auf ein Brett streuen und das Brot mit der bestrichenen Seite hineindrücken. Mit Pfeffer würzen.

Melone on the rocks

1 sehr kleine Netzmelone
1 Mango
Saft von 1 Limette
1 Eßl. Ahornsirup
6 Eiswürfel

1. Die Melone halbieren, entkernen und die Schale entfernen. Das Fleisch der Mango vom Stein schneiden und schälen. Mit Limettensaft, Ahornsirup und 3 Eiswürfeln im Mixer pürieren.

2. Die restlichen Eiswürfel in ein Glas geben, den Drink darauf gießen.

Champignon-Carpaccio

100 g größere Champignons
3 Eßl. Olivenöl
3 Eßl. Aceto balsamico
3 Eßl. fein gehackte
  Petersilie
1 Teel. Vollrohrzucker
Salz, Pfeffer
1 Eßl. Pinienkerne

1. Champignons in hauchdünne Scheiben schneiden und dachziegelartig auf einem Teller auslegen.

2. Öl, Essig und Petersilie zu einer Marinade verrühren. Mit Zucker, Salz und Pfeffer abschmecken.

3. Die Marinade über die Pilze verteilen, die Pinienkerne darüber streuen.

Viel Gemüse

Gekühlter Graupensalat

50 g Graupen
200 ml Gemüsebrühe
2 Tomaten
1 Knoblauchzehe
1 Eßl. Olivenöl
je 1 Eßl. gehackte Minze
  und Petersilie
Saft von 1 Zitrone
Salz, Pfeffer

1. Die Graupenkörner in der Gemüsebrühe 3 Stunden einweichen lassen. Dann in 20 Minuten weich garen, abgießen.

2. Tomaten klein würfeln, Knoblauch hacken. Zusammen mit Öl, Kräutern und Zitronensaft unter die Graupen mischen. Mit Salz und Pfeffer würzen.

3. Den Salat abgedeckt mindestens 1 Stunde im Kühlschrank ziehen lassen.

Spinat-Sprossen-Tarte

100 g geröstetes Kichererbsenmehl
30 g eiskalte Butter
2 Eier (Größe S)
1 Teel. Backpulver
Salz, Pfeffer
1 Schalotte
1 Knoblauchzehe
1 Karotte
1 Eßl. Olivenöl
200 g junger Blattspinat
1 Handvoll Sojasprossen
1 bis 2 Eßl. Sojasauce
Saft von $^1/_2$ Limette
2 Eßl. Crème fraîche

1. Das Mehl mit Butter, 1 Ei, Backpulver und 1 Prise Salz zu einem Mürbeteig verkneten, 30 Minuten kühlen.

2. Schalotte und Knoblauch fein hacken, Karotte raspeln. Im Öl andünsten, den Spinat dazugeben und zusammenfallen lassen, die Sprossen untermischen. Mit Salz, Pfeffer, Sojasauce und Limettensaft würzen. Die Spinatmasse im Sieb abtropfen lassen, Sud auffangen.

3. Den Teig dünn ausrollen und eine gefettete Tarteform (18 cm Ø) damit auskleiden. Die Spinatmasse einfüllen.

4. Sud, 1 Ei und die Crème fraîche verrühren und darüber gießen. Die Tarte im auf 175 °C vorgeheizten Backofen etwa 25 Minuten goldbraun backen.

Zucchini-Kürbis-Spießchen

1 Zucchini
Salz, Pfeffer
150 g Kürbisfruchtfleisch
4 Eßl. Olivenöl
Saft von 1/2 Zitrone
1 Eßl. Honig
1 Teel. edelsüßes Paprika-
  pulver
1 Eßl. Zitronenthymian-
  blättchen
1 Knoblauchzehe
1 Eßl. gehackte Kürbiskerne

1. Zucchini längs in hauchdünnen Scheiben schneiden, in Salzwasser 1 Minute blanchieren. Kürbisfleisch in 2 cm

große Würfel schneiden und 5 Minuten blanchieren.

2. Öl, Zitronensaft, Honig, Paprika und Thymian verrühren, Knoblauch dazupressen. Mit Salz und Pfeffer würzen. Gemüse einlegen und 30 Minuten marinieren.

3. Zucchini wellenförmig auf Holzspieße stecken, dabei zwischen jede Welle ein Kürbisstück setzen. Die Spieße etwa 5 Minuten grillen oder in der Pfanne braten. Mit Kürbiskernen bestreuen.

Fleisch & Seafood

Pikante Sesamcrespelle

40 g Weizenvollkornmehl
  (Type 1050)
1 Ei (Größe S)
100 ml Milch
2 Eßl. flüssige Butter

Salz, Pfeffer
1/2 gelbe Paprikaschote
1 Schalotte
1 Eßl. Olivenöl
6 bis 8 gegarte, kleine
  Garnelen
1 Eßl. Gemüsebrühe
1 Teel. Aceto balsamico
1 Eßl. Crème fraîche
1 Eßl. Schnittlauchröllchen
1 Eßl. Sesamsamen

1. Mehl, Ei, Milch und 1 Eßl. Butter verschlagen, salzen. Den Teig kurz ruhen lassen.

2. Die Paprika fein würfeln, die Schalotte fein hacken. Im Öl andünsten, Garnelen dazugeben und erwärmen. Mit Brühe und Essig ablöschen, Crème fraiche und Schnittlauch untermischen. Salzen und pfeffern.

3. In einer großen Pfanne 1 Eßl. Butter zerlassen. Teig dazugießen, Sesam darüber streuen, goldbraun backen. Wenden und die zweite Seite ausbacken. Die Paprika-Garnelen-Füllung darauf verteilen, aufrollen.

Lammkotelett mit Wildreisgemüse

1 Schalotte
1 Karotte
2 Eßl. Olivenöl
30 g Wildreismischung
1 größeres Lammkotelett
3 Eßl. süße Sahne
1 Teel. Honig
1 Eßl. mittelscharfer Senf
1 Eßl. gemischte, gehackte
  Kräuter
Salz, Pfeffer
1 Handvoll Rucola

1. Schalotte hacken, Karotte in feine Streifen schneiden. In 1 Eßl. Öl andünsten. Den Reis untermischen und kurz mitdünsten. 150 ml Wasser aufgießen und das Reisgemüse im geschlossenen Topf in 25 Minuten sanft garen.

2. Das Kotelett in 1 Eßl. Öl auf jeder Seite 3 Minuten braten. Sahne, Honig, Senf und Kräuter dazugeben, verrühren, salzen und pfeffern. Das Kotelett darin noch kurz ziehen lassen.

3. Reis mit Salz und Pfeffer würzen, den Rucola untermischen. Mit dem Kotelett und der Sauce anrichten.

Süße Naschereien

Amaretto-Muffin

50 g weiche Butter
2 Eßl. Vollrohrzucker
1 Ei (Größe S)
3 Eßl. Amaretto
1 Teel. abgeriebene, unbehandelte Zitronenschale
50 g Weizenvollkornmehl
  (Type 1050)
1 Eßl. gemahlene Mandeln
1 Teel. Backpulver

1. Butter und Zucker cremig rühren. Nach und nach Ei, Amaretto, Zitronenschale, Mehl, Mandeln und Backpulver unterarbeiten.

2. Den Teig in zwei mit etwas Butter gefettete, feuerfeste Förmchen oder Tassen (6 cm Ø) verteilen. Im auf 180 °C vorgeheizten Backofen 25 Minuten backen.

Bunte Fruchtgrütze

300 g Früchte nach Saison
  und Geschmack
  (z.B. Nektarinen, Kirschen,
  Beeren)
150 ml ungesüßter roter
  Fruchtsaft
2 Teel. Speisestärke
3 Eßl. süße Sahne
1 Teel. Honig
1 Msp. Vanillemark

1. Die Früchte in mundgerechte Stücke schneiden. Vom Saft 5 Eßl. abnehmen und die Stärke damit verrühren.

2. Übrigen Saft zum Kochen bringen, die Früchte einlegen und etwa 10 Minuten ziehen lassen. Dann die Stärke unterrühren und alles kurz aufkochen, erkalten lassen.

3. Sahne mit Honig und Vanillemark verrühren, über der Fruchtspeise verteilen.

Gesucht – gefunden

Hilfreiche Adressen

Veranstalter von Fastenwochen im Urlaub finden Sie über die Deutsche Fastenakademie (dfa) Dr. Zorn
  Wendelweg 14
  D-83246 Unterwössen
(Freiumschlag mit Adresse und 1,10 DM Porto). Vielleicht hat auch Ihr Arzt oder Heilpraktiker einen Tip für Sie.

Infos zur Fastenleiter-Ausbildung über www.d-f-a.de oder Hermine Gronau
  Müllersgasse 5
  D-71364 Winnenden

Immer frische Heilkräuter und -tees in großer Auswahl gibt es hier auf Bestellung oder in diversen Filialen:

Kräuter Kühne
  Selerweg 43-45
  D-12169 Berlin
  Tel. 030 / 795 20 11/12
  Fax 030 / 796 72 33

Buchtips

Mehr zum Thema Fasten

Lützner, Hellmut: Wie neugeboren durch Fasten; Gräfe und Unzer Verlag, München

Lützner, Hellmut / Million, Helmut: Richtig essen nach dem Fasten; Gräfe und Unzer Verlag, München

Neusiedl, Brigitte: Heilfasten. Harmonie von Körper, Geist und Seele; Heyne Verlag, München

Wilhelmi-Buchinger, Maria, Hrsg.: Heilfasten ist nicht Hungern; Trias im Hippokrates Verlag, Stuttgart

Leibold, Gerhard: Säfte und Saftkuren; Econ Taschenbuch Verlag, Düsseldorf

Nassall, Klaus-Dieter: Fasten und Heilfasten aus ganzheitlicher Sicht; Nassall-Verlag, Ummendorf

Petzi, Ludwig: Heilfasten, Meditation, Entspannung; Midena Verlag, Augsburg

Andere Fasten-Methoden

Bachmann, Robert M.: Gesund & fit durch Darmreinigung; Gräfe und Unzer Verlag, München

Schutt, Karin: Wie neugeboren. Das große Buch zum Abnehmen, Entschlacken, Wohlfühlen; Gräfe und Unzer Verlag, München

Sesterhenn, Birgit: Entschlacken 1x pro Woche; Gräfe und Unzer Verlag, München

Winkler, Martin: Die neue F.-X.-Mayr-Kur; Gräfe und Unzer Verlag, München

Mehr über Tees & Co.

Bodensteiner, Susanne: Tee in aller Welt; Gräfe und Unzer Verlag, München

Kempe, Christina: Power-Tees. Fitness und Schönheit aus der Tasse; Gräfe und Unzer Verlag

Schwarz, Aljoscha / Schweppe, Ronald: Grüner Tee. Lebenselixier für Körper und Seele; Gräfe und Unzer Verlag

Bielefeld, Jochen: Ganz schön saftig. Die besten Gesundheits-Drinks; Gräfe und Unzer Verlag, München

Entspannung

Johnen, Wilhelm: Muskelentspannung nach Jacobson; Gräfe und Unzer Verlag, München

Langen, Dietrich: Autogenes Training; Gräfe und Unzer Verlag, München

Oberlack, Helmut: Tai Ji Quan; Gräfe und Unzer Verlag, München

Waesse, Harry: Yoga für Anfänger; Gräfe und Unzer Verlag, München

Wagner, Franz: Akupressur; Gräfe und Unzer Verlag, München

Sachregister

Die Autorin

Christina Kempe befaßt sich seit vielen Jahren mit dem Thema Food, es ist eine ihrer großen Leidenschaften. Nach dem Studium der Ernährung und Hauswirtschaft war sie in zahlreichen namhaften Verlagen, Fotostudios und einer Food-PR-Agentur beschäftigt. Jetzt arbeitet sie als freie Autorin und Redakteurin sowie als Foodstylistin in München. Es sind bereits mehrere Bücher von ihr erschienen.

Wichtiger Hinweis

Die Ratschläge des vorliegenden Buches wurden sorgfältig recherchiert u. a. bei H. Lützner ("Wie neugeboren durch Fasten". Gräfe und Unzer Verlag, München) und haben sich in der Praxis bewährt. Alle Leserinnen und Leser sind jedoch aufgefordert, selbst zu entscheiden, ob und inwieweit sie die Anregungen aus diesem Buch umsetzen wollen. Autorin und Verlag übernehmen keine Haftung für die Resultate.

Bildnachweis

Titelbild: Jahreszeiten Verlag
Fotos Innenteil: Tom Roch
Food-Styling: Christina Kempe

Weitere Fotos:
Jump: Seite 2 (Leonhard Lenz), 3, 4, 6, 17, 29, 30 (Kristiane Vey); The Stock Market: Seite 38 (M. Panci)

Impressum

© 2000 Gräfe und Unzer Verlag GmbH, München
Alle Rechte vorbehalten, Nachdruck, auch auszugsweise, sowie Verbreitung durch Film, Funk, Fernsehen und Internet, durch fotomechanische Wiedergabe, Tonträger und Datenverarbeitungssysteme jeder Art nur mit schriftlicher Genehmigung des Verlages.

Projektleitung:
Angela Hermann-Heene,
Stefanie Menzel
Redaktion und Gestaltung:
Felicitas Holdau
Umschlag- und Innenlayout:
Heinz Kraxenberger
Herstellung:
Susanne Mühldorfer
Lithos: Fotolito Longo, Bozen
Druck/Bindung: Alcione, Trento

ISBN 3-7742-4500-2

Auflage   5.
Jahr   04   03   02